GEORGES J.-B. BAILLIÈRE
DOCTEUR EN MÉDECINE

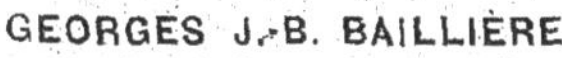

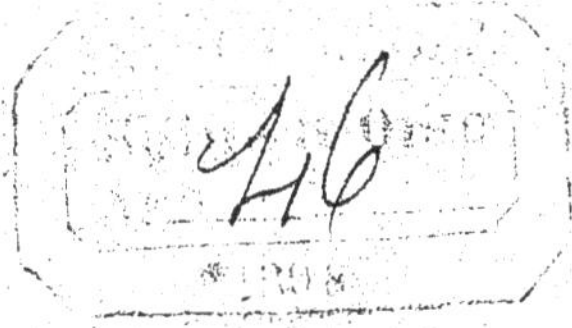

Les Maladies Évitables

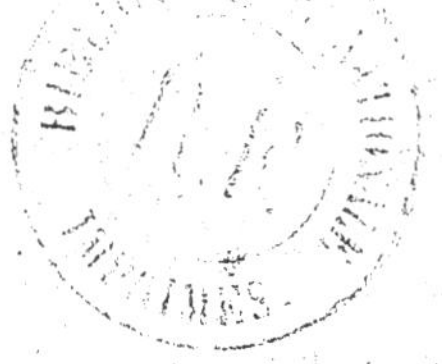

PARIS
J.-B. BAILLIÈRE ET FILS
19, RUE HAUTEFEUILLE
1898

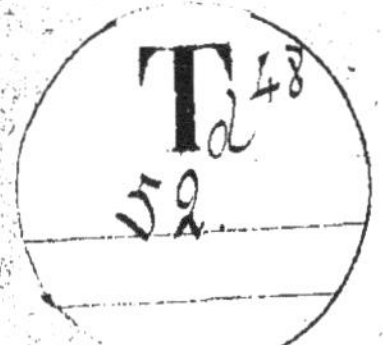

Les

Maladies Évitables

GEORGES J.-B. BAILLIÈRE
DOCTEUR EN MÉDECINE

Les Maladies Évitables

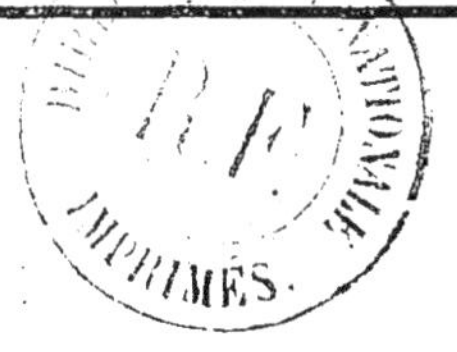

PARIS
J.-B. BAILLIÈRE ET FILS
19, RUE HAUTEFEUILLE
1898

A LA MÉMOIRE DE

MA MÈRE

A LA MÉMOIRE DE

MES GRANDS-PÈRES

J.-B. BAILLIÈRE (1797-1885)

ET

ALEXIS BEAU (1819-1885)

A MON PÈRE, A MA MÈRE

A MA GRAND'MÈRE

A MES FRÈRES

A MES PARENTS ET A MES AMIS

A mon Président de thèse

A M. le Professeur BROUARDEL

DOYEN DE LA FACULTÉ DE MÉDECINE DE L'UNIVERSITÉ DE PARIS
COMMANDEUR DE LA LÉGION D'HONNEUR
MEMBRE DE L'INSTITUT ET DE L'ACADÉMIE DE MÉDECINE
PRÉSIDENT DU COMITÉ CONSULTATIF D'HYGIÈNE

A M. le Professeur GUYON

CHIRURGIEN DE L'HOPITAL NECKER
OFFICIER DE LA LÉGION D'HONNEUR
MEMBRE DE L'INSTITUT ET DE L'ACADÉMIE DE MÉDECINE

A M. le Dr CHARRIN

PROFESSEUR AGRÉGÉ DE LA FACULTÉ DE MÉDECINE
CHEVALIER DE LA LÉGION D'HONNEUR
MÉDECIN DE LA MATERNITÉ

A TOUS MES MAITRES

DES HOPITAUX ET DE LA FACULTÉ DE MÉDECINE

LES
MALADIES ÉVITABLES

> Tout homme sage qui estime sa santé ce qu'elle vaut doit s'attacher à connaître les moyens de prévenir les maladies. (HIPPOCRATE.)

INTRODUCTION

« Chaque année, plus de 30 000 Français succombent à des maladies évitables; avec les mesures nécessaires, on peut presque faire disparaître cette mortalité », a dit M. le Professeur Brouardel, en novembre 1890, dans une communication à l'Académie de médecine (1).

C'est là une idée bien nouvelle, caractéristique de nos études actuelles qui s'efforcent de prévoir et d'empêcher les prédispositions morbides, que de lutter énergiquement contre les microbes, pathogènes,

(1) Brouardel, *Les maladies évitables, variole, fièvre typhoïde* (*Acad. de méd.*, 11 nov. 1890 et *Ann. d'hyg.*, 1891, t. XXV, p. 43).

s'entend, car nombreux sont les microbes bienfaisants, indispensables dans la circulation de la matière entre le monde organisé et le monde minéral. Toutefois, cette lutte contre le microbe a pour but moins de le tuer que de l'atténuer et le rendre impuissant. La médication étiologique est l'idéal, car il est plus facile de prévenir une maladie que de la guérir.

Il y a quelque cinquante ans, Cruveilhier, Andral, Louis, Chomel, ne faisaient que constater des symptômes, étudier des lésions; ils enregistraient des faits, sans chercher à les expliquer, à en découvrir les causes. Toutefois, dès cette époque, Jean Hameau avait cru à l'existence de virus, capables de produire des maladies, et il avait cherché à répandre ces théories nouvelles qui devaient conduire à la médecine actuelle. Malheureusement il avait le tort d'avoir des idées qui étaient en avance sur celles de ses contemporains, et les virus de Jean Hameau purent agir, sans être combattus, pendant quelques années encore.

Il est vrai que les sciences se développent lentement et qu'elles doivent toujours commencer par une observation minutieuse des faits, avant d'en chercher les causes, avant de les expliquer et par suite avant de pouvoir les prévenir.

Ainsi la météorologie, qui est une science toute nouvelle, est encore à la période d'enfance; elle enregistre des faits que, dans un temps plus ou moins éloigné, on expliquera; on arrivera aux causes et en même temps on trouvera sans doute les moyens de les prévenir.

Aussi, c'est sans doute à l'observation rigoureuse et méthodique que les médecins doivent de pouvoir maintenant généraliser les faits, découvrir les causes, étudier le mode de production et l'évolution, et enfin trouver les moyens propres à enrayer le développement des maladies, en luttant contre les agents.

Chaque année, on peut enregistrer une victoire nouvelle sur les germes, causes de maladies : la peste, la fièvre typhoïde, le choléra, combattus moins par des procédés curatifs que par des moyens prophylactiques, sont autant de preuves de supériorité de la médication étiologique, et il ne faut pas douter que nous n'arrivions à étendre de plus en plus la liste des maladies microbiennes dont nous connaîtrons l'étiologie, c'est-à-dire la liste des maladies évitables.

Il nous est particulièrement agréable de saisir l'occasion qui se présente à nous pour remercier ceux qui ont été nos maîtres pendant le cours de nos études médicales.

Nous devons l'idée première de ce travail à M. le Professeur Brouardel, qui a trouvé la formule « *Maladies Évitables* » ; nous sommes heureux de lui rendre ce qui lui appartient et de lui témoigner notre profonde gratitude pour la bienveillance qu'il nous a toujours témoignée et pour le grand honneur qu'il nous fait, en acceptant la présidence de notre thèse.

Que M. le Professeur Guyon et M. le Professeur Pouchet reçoivent l'expression de notre reconnaissance pour l'accueil sympathique qu'ils nous ont fait, l'un dans son service de l'hôpital Necker, l'autre dans son laboratoire, et pour les enseignements qu'ils nous ont permis de puiser auprès d'eux.

C'est pour nous un devoir et un plaisir que de remercier M. le Dr Schwartz, M. le Dr Balzer, M. le Dr Guillemain, M. le Dr Edg. Chevalier pour l'aimable obligeance qu'ils ont mise à guider nos études, et à nous aider de leurs conseils.

M. le Dr Charrin a droit à tous mes remerciements pour les nombreux documents que j'ai puisés dans ses leçons de l'Hôtel-Dieu, et qui m'ont servi pour la rédaction de ce travail.

Parmi mes autres maîtres dans les hôpitaux, je garde le meilleur souvenir des leçons que j'ai reçues de MM. les Drs Chauffard, Varnier, Sébileau, Rieffel, Bouffe de Saint-Blaise.

Enfin, pendant mon année de service militaire, j'ai pu, grâce à M. le Dr Landriau, médecin-major du 5e génie, me familiariser avec les conditions spéciales de la médecine d'armée; auprès de lui, j'ai beaucoup vu, puissé-je avoir un peu retenu.

CHAPITRE PREMIER

CE QU'IL FAUT ENTENDRE PAR MALADIES ÉVITABLES. DIVISIONS DU SUJET.

Il faut entendre par maladies évitables toutes les maladies que nous pouvons, sinon supprimer complètement, du moins rendre plus rares et plus bénignes, soit en ayant recours à des mesures hygiéniques, qui empêchent le microbe d'arriver dans l'organisme, ou qui donnent à l'organisme une force de résistance suffisante pour lutter contre les attaques des germes ; soit en prescrivant et en faisant respecter des ordonnances de police sanitaire, propres à préserver l'homme des maladies (rage).

Dès à présent, le nombre des maladies évitables est plus considérable qu'on ne serait tenté de le croire.

En effet, toutes les maladies microbiennes sont des maladies évitables ; comme la liste des maladies microbiennes s'allonge sans cesse, la liste des maladies évitables suit la même progression.

Quand on dit que la tuberculose, la fièvre typhoïde, le choléra, la diphtérie, le charbon, la rage, les septicémies, la scarlatine, la rougeole, le typhus, la fièvre jaune, la peste, la morve, le paludisme, etc., sont des maladies évitables, cela ne veut pas dire qu'il y a un moyen infaillible de s'en préserver ; il faut entendre simplement par ce mot « *évitables* » que l'on peut empêcher un certain nombre de circonstances favorables à la morbidité, de causes de contagion de se produire; en évitant ces circonstances, en détruisant ces causes, on peut donner à l'organisme un minimum de chances de contamination.

La prophylaxie des maladies évitables n'est donc pas la destruction absolue des germes contagieux, ni la suppression complète de la morbidité par les microbes ; elle crée simplement une prédisposition favorable à la résistance contre l'infection, elle atténue la virulence du germe, lui enlève la force nécessaire à son développement et l'empêche ainsi de nuire à l'organisme.

Il serait trop long de passer en revue toutes les maladies évitables et d'examiner pour chacune d'elles les conditions hygiéniques qui donnent à l'organisme des chances moindres de contagion; cela exposerait à des répétitions, les mêmes mesures hygiéniques pouvant être utiles dans différents cas ; c'est pourquoi, au lieu de faire l'étude des maladies, j'examinerai les uns après les autres les milieux qui peuvent renfermer les germes des maladies évitables.

Laissant de côté à dessein les maladies que l'on

peut combattre par l'immunisation, par l'administration préventive de certains médicaments comme le sulfate de quinine, je n'aurai ici en vue que la prophylaxie que l'on peut obtenir par des mesures hygiéniques, sans aucun médicament, sans aucun sérum ; c'est là en somme de l'hygiène appliquée.

Deux conditions sont nécessaires et suffisantes pour qu'une infection se développe : le terrain, le germe ; sans un terrain favorable à la culture, le germe ne se développera pas ; sans un germe, le terrain prédisposé à la contagion restera stérile ; la lutte contre l'infection se résume à modifier le terrain, à modifier le germe et à empêcher son accès dans l'organisme.

1° **Germe.** — Les travaux de Pasteur et de ses élèves ont établi que de nombreuses maladies, et en particulier les maladies qui causent la plus importante morbidité et la mortalité la plus élevée : la tuberculose, la fièvre typhoïde, la diphtérie, sont produites par des microorganismes qui se développent et se multiplient avec une grande rapidité dans l'organisme.

Les microorganismes sont des poisons particuliers, différents des poisons ordinaires en ce que, placés dans des conditions favorables, ils peuvent se multiplier ; ils se trouvent dans l'air, dans l'eau, dans le sol, dans les milieux ambiants, et même dans l'organisme sain et bien portant.

Il existe presque constamment chez les sujets

sains des agents infectieux qui, d'ordinaire hôtes inoffensifs, peuvent se multiplier et infecter l'organisme, lorsque l'état du sujet vient à se modifier et à favoriser leur développement.

C'est ainsi que l'on rencontre des pneumocoques dans la cavité buccale, à l'état normal, sans qu'il y ait pour cela des lésions produites par ces bacilles.

Si une contusion évolue pour se transformer en ostéomyélite, c'est que le bacille de Koch se trouvait dans l'organisme ; il ne s'était pas révélé par des lésions pathologiques parce que le terrain était bon, qu'il lui résistait, mais une fois l'organisme affaibli, présentant en un point une moins grande activité des cellules, immédiatement le bacille, ne trouvant plus de résistance, se développe et acquiert de la virulence.

La rougeole est souvent suivie de tuberculose ; cela tient non pas à une affinité entre la rougeole et la tuberculose, s'attirant l'une l'autre, mais à un affaiblissement de l'organisme, causé par la rougeole, affaiblissement qui permet aux bacilles de Koch, renfermés à l'état latent dans cet organisme, de se développer et d'évoluer librement.

En un mot, les bacilles, germes des maladies microbiennes, se rencontrent partout, ils vivent partout à l'état latent, n'attendant que l'occasion pour acquérir de la virulence et se développer dans les organismes avec lesquels ils sont en contact.

L'occasion qui rendra le germe dangereux est variable ; tantôt elle sera fournie par l'organisme lui-même, mis en état de moindre résistance ; tantôt elle viendra de l'introduction de nouveaux bacilles en quantité si considérable que les cellules vivantes ne pourront résister à l'envahissement ; tantôt enfin elle sera due à la présence de bacilles peu nuisibles par eux-mêmes, mais qui, formant avec les bacilles préexistants des associations microbiennes, favoriseront, par des causes encore mal connues, leur virulence.

Les maladies microbiennes sont donc toutes des maladies évitables, puisqu'il suffit, pour les empêcher de se produire, de maintenir l'organisme dans un état de perpétuelle défense, tant en le fortifiant et en supprimant toutes les causes d'affaiblissement, qu'en éloignant de lui les germes qui peuvent y pénétrer par l'air, l'eau, le sol, les aliments.

En temps d'épidémie, le microbe est exalté, sa virulence augmente par suite de son passage successif dans de nombreux organismes ; ce n'est pas tant le nombre des microbes qui est accru que le degré de leur virulence.

L'important n'est pas de tuer le microbe, il faut l'empêcher de nuire.

Dans un tube de culture du bacille pyocyanique, on introduit 0,500 p. 1000 de naphtol, le microorganisme continue à vivre, à pulluler, tout en cessant de sécréter son pigment ; or le pigment est le poison, le produit dangereux. Du jour où le microorganisme ne sécrète plus, il n'est plus nuisible. Une proportion d'antiseptique, insuffisante pour nuire aux tissus, est capable néanmoins d'atténuer le germe, sans l'anéantir (Charrin).

2° **Terrain.** — « Depuis les découvertes bactériologiques de ces dernières années, on est trop disposé à ne voir que le bacille et à laisser au second rang l'amélioration du terrain et la salubrité des milieux. On concentre presque tous les moyens d'attaque contre ce germe dont on ne connaît encore que si imparfaitement la biologie et l'on ne combat pas assez les causes d'insalubrité au milieu desquelles végète l'humanité, offrant au mal un terrain trop fertile, alors que tous les efforts devraient tendre à rendre les populations plus fortes, plus résistantes, plus viriles, et à les mettre ainsi hors des atteintes du microbe ou en état d'en triompher facilement.

« Ce sont, en effet, les organismes les moins résistants, ceux qui offrent un terrain plus propice, qui sont atteints les premiers, les autres ne l'étant qu'au fur et à mesure que le surmenage, l'inquiétude, la négligence, les écarts de régime ont amené les conditions voulues de réceptivité (1). »

La pratique de la prophylaxie des maladies évitables s'adressera donc à différents éléments :

(1) Dr Belval, *Le mouvement hygiénique*, 1896.

1° Aux germes qu'il ne sera pas utile de tuer, mais qu'il faudra annihiler dans l'air, dans l'eau, dans le sol, dans les aliments.

2° Au terrain, qu'il faudra fortifier et rendre stérile à toute culture microbienne, en lui assurant les forces nécessaires pour résister aux atteintes des germes.

Après avoir étudié les conditions à remplir pour se préserver des maladies évitables, il sera intéressant d'enregistrer les progrès réalisés dans la diminution de la morbidité et de la mortalité depuis que les mesures hygiéniques commencent à se répandre, de donner des statistiques qui permettront de comparer la pathologie ancienne et la pathologie actuelle, et de montrer que la diminution des maladies suit le développement de l'hygiène.

Enfin, comme l'hygiène prophylactique ne donnera des résultats tout à fait satisfaisants que lorsqu'elle sera imposée comme une loi, j'examinerai l'état actuel de la législation sanitaire qui, lorsqu'elle sera bien établie, sera le meilleur remède contre la dépopulation.

CHAPITRE II

LE TERRAIN.

Avant de considérer la transmission des germes de l'air, de l'eau, du sol, des aliments à l'organisme, et de chercher les mesures sanitaires qui peuvent empêcher cette contamination, il faut étudier le terrain, examiner comment il résiste à la virulence des bacilles qu'il renferme normalement à l'état sain, comment il peut devenir favorable à la culture des bacilles, et indiquer les mesures prophylactiques destinées à lui permettre de lutter contre l'envahissement microbien, en un mot, à le rendre stérile.

1° **Rôle du terrain.** — Il faut entendre par terrain l'état des circonstances, des conditions dans lesquelles se trouve l'organisme.

Un bon terrain, c'est-à-dire un terrain stérile à toutes cultures, est l'état de l'organisme robuste et sain, dont toutes les cellules fonctionnent avec une activité normale ;

Un mauvais terrain, c'est-à-dire un terrain favorable à toutes les cultures, un terrain prédisposé à l'envahissement des germes, est l'état de l'organisme affaibli et déprimé, dont les cellules ont une activité ralentie et dont les fonctions de nutrition s'accomplissent incomplètement ; c'est ce que le Professeur Bouchard a exprimé en disant : « On ne devient malade que lorsqu'on n'est déjà plus bien portant. » C'est encore ce que le Professeur Jaccoud formule ainsi : « Les bactéries ne se développent que chez les individus ayant une opportunité morbide. » Ce qui rend possible le développement de la maladie, ce n'est pas la rencontre fortuite d'un homme et d'un microbe ; l'homme sain n'est pas hospitalier pour le microbe ; il réagit contre lui et, dans cette lutte, garde généralement le dessus. Il n'en est pas de même quand la vitalité de l'organisme est affaiblie ; car ses moyens de résistance diminuent aussi (1).

Témoin le cas de fièvre typhoïde observé en mai 1896, dans le service de M. Charrin. Un homme fatigué, soumis à des privations de toutes sortes, en état de misère physiologique, ayant un organisme qui fonctionne mal (il avait de la difficulté pour uriner), présentait, au bout d'un mois qu'il était couché à l'hôpital, les symptômes de la fièvre typhoïde, le diagnostic est confirmé. Ce malade n'a pas attrapé la fièvre typhoïde par l'eau, puisqu'il buvait la même eau que ses voisins de salle, qui n'ont rien eu ; le lait était le

(1) Bouchard, *Thérapeutique des maladies infectieuses*, 1885.

même que celui des autres malades; l'air ne renfermait pas plus de bacilles d'Eberth pour lui que pour les autres; seulement, ce malade présentait des conditions favorables au développement du germe, c'était un prédisposé; il n'a eu la fièvre typhoïde que lorsque déjà il n'était plus bien portant.

Un de mes amis, interne des hôpitaux, a été en contact pendant plusieurs mois de suite avec des scarlatineux; il soigna ensuite assidûment un scarlatineux en ville; la scarlatine ne se développa pas chez lui. Deux ans après, dans un service de chirurgie, il fut pris de la scarlatine. C'est sans doute qu'à ce moment il se trouvait dans un état de moindre résistance, la vitalité de son organisme était momentanément affaiblie.

Le jeune soldat, non encore rompu à la vie nouvelle, subissant les effets du dépaysement, de l'acclimatement, supportant des fatigues exagérées auxquelles il n'avait jamais été entraîné, est un terrain excessivement favorable au développement des maladies microbiennes; aussi, dans la plupart des épidémies de rougeole, scarlatine, oreillons, fièvre typhoïde, le jeune soldat paie un plus large tribut à la maladie que l'ancien soldat.

L'expérimentation a en outre démontré que les microorganismes ne se développent pas également dans tous les milieux : « L'organisme d'un enfant ou d'un vieillard, d'un scrofuleux, d'un homme vigoureux, d'un pléthorique, d'un diabétique, d'un homme amaigri par les privations, voilà toute une gamme de variantes chimiques. » (Bouchard.)

Ce sont ces dissemblances de milieu organique qui font des espèces et des individus des terrains favorables ou défavorables à la multiplication et à l'activité des bactéries; c'est par elles qu'il faut comprendre la prédisposition aux maladies infectieuses.

Certains microorganismes se propageront plus facilement dans un milieu acide; les autres trouveront les conditions favorables à leur virulence dans un milieu alcalin; or, l'organisme peut, selon les circonstances, devenir plus acide ou plus alcalin, il sera donc apte à recevoir tantôt le microbe du milieu acide, tantôt le microbe du milieu alcalin; d'autres fois encore, il ne sera ni acide ni alcalin, il n'offrira donc aucune chance de développement ni à l'un ni à l'autre.

Si l'expérimentation a montré l'action du milieu acide ou du milieu alcalin, il est permis de supposer que bien d'autres éléments peuvent modifier le terrain et faire varier ses chances d'infection, dans un sens ou dans l'autre.

A côté des terrains prédisposés, il y a des terrains réfractaires : ainsi, les arthritiques, de par leurs composants fonctionnels et organiques, sont à peu près réfractaires à la tuberculose.

Une simple expérience de laboratoire prouve qu'un microorganisme, placé dans un liquide où il pullule d'habitude avec énergie, peut être annihilé, sous l'influence d'une substance chimique ; le microorganisme n'est pas détruit, mais il ne peut se développer.

En laissant à l'air libre le liquide de Raulin, on voit, en quelques heures, la surface de ce liquide recouverte par l'épais feutrage de mycélium d'un ascomycète, l'*aspergillus niger*.

Si l'on modifie la composition du liquide, le développement de l'aspergillus est modifié.

Si enfin on introduit des substances nouvelles, le liquide peut devenir stérile, l'aspergillus ne se développe pas (Pouchet).

La santé et la maladie sont donc des questions de nutrition, étroitement liées à la disparition d'un élément utile ou à l'apparition d'un élément nuisible.

Un bon terrain pourra donc contenir des bacilles, mais il leur résistera ; il empêchera leur développement, et le bacille ne pourra créer, dans ce milieu réfractaire, aucune lésion pathologique ; au contraire, le mauvais terrain, placé dans les mêmes conditions bactériologiques que le précédent, ne résistera pas, il sera envahi par l'infection.

De même que, dans telle ou telle contrée, on trouve tel ou tel gibier, suivant que celui-ci y rencontre les conditions les plus conformes à son *modus vivendi*; de même que les terres sèches sont nécessaires à la vie de certaines plantes, et que les terres humides sont recherchées par d'autres; de même certains terrains physiologiques et anatomiques sont un excellent lieu de culture pour les bacilles, tandis que d'autres ne leur offrent aucun des éléments indispensables à leur existence et surtout à leur développement.

Mais la théorie ne suffit pas, il faut des preuves et des faits.

2° Preuves du rôle du terrain. — Tout en reconnaissant que les virus présentent dans le mode de contamination des différences, dépendantes de la diversité de leur nature, on ne peut nier qu'ils sont également sous l'influence de variations provenant des milieux environnants.

« Supposons que la petite vérole sévisse dans un village où il y ait cent personnes qui ne l'aient pas eue et que toutes aient également été exposées à la contagion; il pourra arriver que plusieurs n'en seront pas atteintes; d'où cela pourra-t-il venir? Ce ne sera pas du virus, car c'est dans sa nature de toujours attaquer et agir. L'âge, le sexe des sujets épargnés ne l'auront pas empêché d'exercer son action, puisque rien de cela n'en a préservé les autres. Il y a donc lieu de penser que les individus qui en ont été garantis se trouvaient dans des dispositions telles que le virus était repoussé, qu'il y avait antipathie (1). »

L'antipathie ne pouvant venir d'aucune cause extérieure, commune à tous les habitants du village, provient évidemment d'une cause intérieure, propre à chaque individu épargné : l'état de son organisme.

Les microorganismes pénètrent dans tous les organismes; ils se développent et provoquent des lésions pathologiques dans les terrains favorables à leur culture, les mauvais terrains ; ils sont impuissants et restent neutres dans les terrains réfractaires à leur envahissement, les bons terrains.

P. Canalis et B. Morpurgo ont pu, en soumettant des animaux au jeûne, les rendre aptes à contracter une maladie à laquelle ils sont réfractaires à l'état normal; ainsi les pigeons et les poules, privés de nourriture, perdent leur immunité habituelle pour le charbon (2).

MM. Charrin et Roger ont placé des animaux dans les meilleures conditions hygiéniques possibles, sous tous les rapports, et ils ont reconnu qu'ils avaient ainsi toute chance de résister aux inoculations du virus charbonneux. Si, au contraire, ils leur donnaient une alimentation défectueuse, s'ils leur faisaient exécuter un travail excessif, s'ils les abreuvaient d'une eau sale, immédiatement le virus charbonneux se développait et tuait les animaux (3).

(1) Jean Hameau, *Étude sur les virus*, 1847.
(2) P. Canalis et B. Morpurgo, *Fortschr. der Med.*, 1890.
(3) Charrin et Roger, *Semaine médicale*, 1890.

Or le bacille du charbon ne change pas, il a toujours la même tendance à se développer, mais il se trouve en présence d'organismes placés dans des conditions différentes : dans le premier cas, il est mis en contact avec des organismes fonctionnant normalement, avec de bons terrains ; dans le second cas, au contraire, ces organismes sont affaiblis et déprimés et n'offrent plus la même résistance aux attaques du bacille ; ils ont été transformés en mauvais terrains, dans lesquels les germes agiront librement.

Certaines maladies, pendant le cours même de leur évolution, affaiblissent l'organisme, le rendent moins résistant et augmentent sa réceptivité microbienne ; les conditions de fatigues excessives et prolongées, d'alimentation mauvaise, insuffisante, d'encombrement, ne sont point sans action. Elles constituent un milieu tout préparé pour l'extension et la propagation des infections.

Un jeune garçon de quinze à seize ans, de taille trop élevée, disproportionnée, est un terrain prédisposé, que la phtisie atteint facilement.

Une jeune femme, mariée trop tôt, à seize ou dix-sept ans, alors que sa croissance n'est pas finie, alors qu'elle a encore à grandir elle-même, ayant des grossesses successives, et devant fournir à son propre développement en même temps qu'à l'accroissement de l'enfant qu'elle portait, est apte à devenir rapidement tuberculeuse (1).

Au mois de février 1897, pendant que j'étais soldat au 124e régiment d'infanterie à Laval, je fus témoin d'une épidémie de fièvre typhoïde à peu près circonscrite à la garnison; cela me permit de bien remarquer le rôle du terrain dans la culture des bacilles.

La cause de la maladie existait depuis longtemps déjà, mais l'épidémie se développa à cette époque précise où le régiment était surmené physiquement et moralement. Les hommes étaient soumis à des exercices longs et fatigants, à des marches pénibles sous la pluie. Le microbe se trouva donc en présence d'organismes affaiblis.

Il est à remarquer en outre que la fièvre typhoïde se développa uniquement dans une catégorie de soldats. Les soldats dispensés ne faisant qu'un an, c'est-à-dire les étudiants en droit, en médecine, en lettres, et en général tous ceux qui appartiennent à la classe aisée, ne furent pas atteints. Ces soldats en effet prenaient à la cantine ou en ville une nourriture saine et plus réconfortante que la simple gamelle, ils savaient esquiver les corvées ennuyeuses et fatigantes. Ils avaient pour la plupart une chambre en ville, où le soir ils se reposaient et prenaient les soins de propreté, auxquels ils étaient habitués dans la vie civile.

(1) Landouzy, *Cours de thérapeutique, professé à la Faculté de médecine de Paris en 1896-97.*

Les malheureux jeunes gens condamnés à faire trois ans de service payèrent au contraire un large tribut à l'épidémie. Ceux-ci, en effet, de cinq heures et demie du matin à sept heures du soir, n'avaient pas un instant de repos. Tandis que les dispensés n'avaient qu'à supporter les fatigues de l'exercice, c'est-à-dire environ six heures par jour, ces soldats avaient en outre des corvées multiples au quartier, ce qui portait la durée de leur travail journalier à neuf ou dix heures.

La gamelle était pour eux la seule nourriture, bourrante, mais peu réconfortante. Enfin les soins de propreté leur faisaient bien souvent défaut, puisque j'ai pu constater par moi-même que, plusieurs fois par semaine, l'eau manquait dans les lavabos.

Parmi les typhiques les premiers atteints et les premiers morts, se trouvaient deux pauvres jeunes gens, malingres, qui avaient passé leurs premiers mois de service à l'infirmerie pour bronchite, courbature, embarras gastrique.

La déchéance physiologique qui succède aux maladies de longue durée ou à des affections plus courtes mais non moins graves, telles que les fièvres éruptives, favorise aussi l'état de moindre résistance du terrain. Les pleurétiques, les ex-variolisés et en général ceux qui ont été atteints de maladies infectieuses, sont des prédisposés à la tuberculose. Ainsi le scarlatineux est un terrain tout préparé à la culture de la diphtérie.

De toutes ces considérations, il résulte que, avec un bon terrain, l'infection est difficile sinon impossible, tandis qu'avec un mauvais terrain, elle a toutes chances de se produire. « La force du microbe ne vient pas de sa virulence, mais de la faiblesse du terrain. » (Charrin.)

L'amélioration du terrain est donc la première mesure prophylactique pour éviter les maladies microbiennes.

3° Mode d'action du terrain pour annihiler la virulence des bacilles et processus par lequel il peut devenir un terrain de culture. — Puisque l'organisme est en lutte continuelle avec les microbes, et que, comme l'a dit le Professeur Bouchard : « réagir et lutter pour la santé est le propre de l'organisme vivant », les mesures prophylactiques capables de rendre l'organisme un terrain stérile à toute culture se déduiront de l'étude des différents moyens qu'emploie l'organisme pour cette réaction et de l'examen des différentes causes qui peuvent nuire à leur fonctionnement et empêcher ainsi toute intervention efficace de la part de l'organisme.

La défense de l'organisme contre l'invasion microbienne a été décrite sous le nom de *phagocytose*; elle a été particulièrement étudiée par MM. Charrin et Metchnikoff.

Le grand ennemi des microbes est le globule blanc qui lutte contre eux, en les enveloppant et en les dissolvant ; la résistance ou la non-résistance de l'organisme est donc en raison directe du bon ou du mauvais fonctionnement du globule blanc.

Dès qu'il se forme un foyer microbien dans l'organisme, immédiatement il se forme autour de ce foyer une accumulation de globules blancs, nommée *inflammation*, et destinée à détruire le germe sur place et à l'empêcher de se répandre dans l'organisme et de l'infecter ; c'est un acte défensif. Cette accumulation de globules blancs est due à la mise en jeu de l'irritabilité des leucocytes par les matières que sécrètent les bactéries, c'est le phénomène décrit sous le nom de *chimiotaxie* (1).

D'ailleurs le globule blanc n'est pas le seul défenseur de l'organisme, l'activité nutritive de toutes les cellules est encore un obstacle à l'évolution des bacilles, et tant que l'activité n'est pas ralentie, le microbe n'arrive pas à pénétrer l'organisme et à se répandre.

Pour représenter par une image ce phénomène, on pourrait comparer l'activité cellulaire normale à une roue tournant très rapidement et le microbe à un bâton qu'on lancerait entre les rayons de cette roue pour l'arrêter. Tant que la roue tourne avec

(1) Massart et Bordet, *Annales de l'Institut Pasteur*, 1891.

la même vitesse, il est très difficile de l'arrêter : le bâton n'entrave pas les barreaux, il les heurte, sans arrêter le mouvement d'ensemble de la roue; mais dès que la roue tourne moins vite, le bâton arrête instantanément la rotation.

De même, tant que l'activité cellulaire est normale, les éléments nutritifs se répandent dans l'organisme, sans que le microbe puisse les utiliser pour se développer, car le courant les entraîne trop rapidement; mais dès que l'activité diminue, le microbe évolue promptement.

Enfin, dans l'organisme, un certain nombre de milieux semblent être, d'après les expériences récentes, des centres de destruction des microbes : le foie, le pancréas, la rate, le corps thyroïde; ainsi le foie et le corps thyroïde semblent sécréter une antitoxine destinée à annihiler les toxines de l'organisme; on a souvent constaté l'augmentation de volume de la rate, dans le cours des maladies infectieuses; on en a conclu qu'il s'y passe un travail spécial, une destruction des bacilles infectieux.

L'organisme sécrète à tout moment des diastases toxiques, produits de désassimilation sur lesquels les antiseptiques ont en général une action faible. Ces sécrétions sont des substances très altérables, si altérables même que le libre jeu des forces vitales suffit à les éliminer. Il faudra par suite augmenter le plus possible les oxydations intraorganiques, la sécrétion urinaire, les sécrétions de la peau, le pouvoir antitoxique du foie.

Le bon fonctionnement des reins, de la peau, du foie est donc encore une condition favorable à la résistance du terrain.

Étant établi que l'activité normale des cellules est nécessaire à l'organisme pour lui permettre de résister aux agents infectieux, producteurs des maladies microbiennes, toutes les causes pouvant diminuer et entraver cette activité transformeront un bon terrain en un mauvais terrain; en un mot, la qualité du terrain dépend de la plus ou moins grande activité nutritive des cellules.

Comme le dit Richardin : « Avant de recevoir l'impression morbifique, l'organisme a subi une dépression dans sa vitalité; cette dépression ouvre la porte à la contagion et à l'infection. L'homme qui a une vie normale, outre qu'il est moins disposé à subir les influences délétères, y résiste bien plus quand elles l'ont atteint (1). »

Pour trouver les moyens propres à maintenir à l'organisme son activité normale constante, il est nécessaire de rechercher auparavant les causes qui peuvent l'affaiblir; c'est de l'étude des causes qu'il sera possible de déduire les procédés à mettre en œuvre pour les empêcher de nuire.

(1) Richardin, *Étude sur le milieu nosocomial*. Thèse de Paris, 1875.

I. Hérédité. — Parmi les causes qui peuvent placer l'organisme dans un état de moindre résistance, l'hérédité, telle qu'on la comprend actuellement, occupe la première place.

Tout en admettant la possibilité de l'hérédo-contagion, l'hérédité directe par passage du germe de la mère à l'enfant, à travers le placenta, on tend à accorder une plus large part à l'hérédité indirecte, à l'hérédité du terrain. « L'hérédité n'est alors qu'une prédisposition, qu'une tendance de l'organisme à réaliser, suivant l'opportunité de l'âge et avec le concours de causes occasionnelles, l'affection morbide dont le principe ou la virtualité lui a été communiqué dans l'acte même de la fécondation. »

L'hérédité n'est donc pas toujours une fatalité ; le fils d'un tuberculeux ne naît pas par cela même tuberculeux, il est « tuberculisable » (Peter), il est plus disposé qu'un autre à la tuberculose. L'organisme procréé par des organismes malades n'est généralement qu'un terrain en puissance de morbidité. Koch a remarqué que les mères (cobayes) tuberculeuses n'engendraient que très rarement des petits tuberculeux ; on n'hérite donc pas précisément du bacille tuberculeux, mais d'un ensemble de qualités qui constituent la « disposition » favorisant l'envahissement de l'organisme par le bacille.

L'enfant né de parents tuberculeux est d'ordinaire faible, délicat, peu vivace; dès qu'il sera en contact avec le bacille, celui-ci, trouvant un milieu de culture favorable, se développera et envahira l'organisme de l'enfant, incapable de résister.

On constate, dans les Maternités, que les enfants nés de parents atteints de maladies microbiennes se développent plus lentement que les autres; ils ont donc une activité moindre, et par suite ils offrent un terrain favorable à la contagion.

Tandis que les enfants nés de parents bien portants augmentent de 20, 25, 30 grammes, les autres ne gagnent que 1, 7, 15 grammes ; les premiers n'éliminent que 2, 3 grammes d'urée, les seconds, au contraire, rejettent 5, 10, 15 grammes ; l'assimilation et la désassimilation se font donc incomplètement, la nutrition générale est ralentie (1).

D'ailleurs, des parents bien portants peuvent, dans certains cas, donner naissance à des enfants délicats et malingres; l'organisme sera un mauvais terrain, bien que l'hérédité n'y soit pour rien; il ne naîtra pas malade, mais il sera tout aussi facilement infecté qu'un autre enfant né de parents malades, parce que, chez l'un comme chez l'autre, l'organisme est affaibli, l'activité cellulaire est diminuée et la nutrition ralentie.

II. Age. — Les enfants nés de souche infectée ne

(1) Charrin, *Leçons de pathogénie appliquée*, 1897.

sont pas seuls exposés à devenir un mauvais terrain ; les enfants ayant, de par l'hérédité, un casier sanitaire absolument vierge, n'en sont pas moins des organismes malléables, par cela même que ce sont des organismes naissants, épuisant tous leurs efforts à se construire, à s'accroître, et n'ayant par conséquent que peu de force pour résister aux atteintes des bacilles; « la naissance jette brusquement l'enfant dans le monde extérieur, transformant les conditions de son existence, modifiant le jeu de ses organes et faisant éclore de nouvelles fonctions (1) ». Tous ces changements à vue créent autant de prédispositions morbides.

Si on ne leur applique pas une prophylaxie rigoureuse, si on ne les protège pas contre toutes causes d'infection venant du dehors, ils deviendront rapidement de mauvais terrains.

Le vieillard est également un organisme facilement modifiable; les réactions fonctionnelles sont moins prononcées, les tissus sont fatigués, l'assimilation et la désassimilation sont souvent troublées, en un mot l'activité cellulaire diminue.

III. Sexe. — Le sexe ne semble pas jouer un grand rôle dans la qualité du terrain ; toutefois, la menstruation, la grossesse, les suites de couches, l'allaitement sont pour la femme autant de causes de

(1) Parrot, *Leçons sur l'athrepsie*. Paris, 1877.

dénutrition, d'affaiblissement, et par suite de prédispositions à la culture des microbes.

IV. Position sociale. — Le pauvre aura plus de difficultés que le riche pour conserver un bon terrain, parce qu'il aura à lutter contre les privations, l'insuffisance de l'alimentation, l'encombrement, toutes causes nuisibles au bon fonctionnement de l'organisme.

V. Professions. — Certaines professions, enfin, peuvent favoriser la formation de mauvais terrains, soit par les fatigues physiques qu'elles nécessitent, soit par les intoxications lentes qu'elles peuvent produire, soit par les contagions auxquelles elles exposent.

Je ne prétends pas, dans ce court aperçu, avoir examiné tous les modificateurs nuisibles pouvant transformer un bon terrain en un mauvais; j'ai simplement voulu donner quelques exemples, contribuant tous à prouver que l'on peut ramener tous les modificateurs nuisibles à un seul : « l'affaiblissement de l'activité cellulaire et le ralentissement de la nutrition ». La clinique prouve, d'ailleurs, que tout ce qui affaiblit l'organisme, le prédispose à la contagion.

4° Mesures prophylactiques destinées à maintenir le terrain en bon état et à prévenir l'envahissement de l'organisme par les germes infectieux. — Les moyens permettant à l'individu qui a un bon terrain de le maintenir et à celui qui en a un mauvais de l'améliorer, sont indiqués par l'étude même des causes pouvant affaiblir l'organisme ; il faut conserver à toutes les fonctions vitales une activité normale ; il faut élever le taux de la vitalité par une hygiène bien entendue.

I. Soins généraux aux enfants. — Dès la naissance, l'enfant est exposé, par manque de soins, à contracter l'ophtalmie purulente, ce qui a permis de dire que le tiers des aveugles l'étaient par malpropreté ; il suffira de laver les yeux avec une solution d'eau boriquée, de les toucher avec quelques gouttes de nitrate d'argent pour leur éviter une infection si facile et si grave. Avant l'application de l'antisepsie, de 1874 à 1879 par exemple, on observait 10 cas d'ophtalmie sur 100. En 1882, on en observait 1 p. 500 et depuis cette époque, l'ophtalmie des nouveau-nés est devenue une maladie rare.

L'enfant bien portant, comme l'enfant maladit, sera dès la naissance soumis à une hygiène sévère.

De même qu'il est utile de pratiquer un isolement rigoureux pour tous les malades atteints de maladies microbiennes, il serait aussi utile d'isoler les jeunes enfants, pour leur éviter toute chance de contagion, à un âge où, comme on l'a vu, ils présentent de si faibles moyens de résistance aux germes infectieux. Toutefois, si l'isolement absolu est une utopie difficile à réaliser en pratique, il serait assez facile, semble-t-il, d'appliquer un isolement relatif, en éloignant des enfants toutes les personnes qui ne leur sont pas indispensables. On éloignera certainement de leur voisinage les varioleux, les rougeoleux, les scarlatineux, tous ceux qui ont des maladies microbiennes apparentes; mais on ne songera pas à leur éviter le contact de ceux qui promènent leurs microbes; on ne réfléchit pas assez qu'un syphilitique, porteur de plaques, peut les contagionner ; qu'un tuberculeux, expectorant près d'eux, peut, par l'intermédiaire de ses crachats, les infecter de bacilles de Koch.

Il est donc nécessaire de protéger les enfants contre les attouchements répétés du premier venu; il ne faut pas trop aimer à les produire dans les salons; ils n'y trouveront aucun profit; ils peuvent en retirer de nombreux inconvénients. La déplorable habitude de leur prodiguer de multiples caresses est malheureusement une pratique courante.

Il faut surtout veiller avec grand soin sur la santé des domestiques qui doivent approcher les enfants ; on fait généralement examiner une nourrice par le médecin, avant de lui confier un nourrisson, mais on ne songe jamais à recourir à la même pratique quand on prend une bonne d'enfant. Pourtant, si la bonne est tuberculeuse ou syphilitique, bien qu'elle n'allaite pas l'enfant, elle aura néanmoins maintes occasions de l'infecter.

II. Aération. — L'isolement relatif dont je viens de parler est quelquefois insuffisant, et il est des cas où il est absolument nécessaire d'élever l'enfant loin de ses parents.

Supposons un enfant non tuberculeux, né de parents tuberculeux, il est un tuberculisable, un candidat à la tuberculose.

S'il est élevé près de ses parents, dans un foyer infecté de bacilles de Koch, comme il est un terrain très favorable à la contagion, il deviendra rapidement tuberculeux, si rapidement même qu'on pourra croire à de l'hérédo-contagion.

Mais si on isole cet enfant, si on l'élève loin de ses parents, dans un milieu sain, où, tout en le mettant à l'abri des germes infectieux, on fortifiera son organisme, cet enfant pourra résister à la prédisposition, améliorer son terrain et ne jamais être tuberculeux.

On prétextera peut-être qu'il est terrible pour des parents de se séparer de leurs enfants et de les savoir loin d'eux; mais il me semble qu'il serait encore plus terrible pour eux et plus coupable de se faire leur meurtrier, de vouer à la mort des enfants qu'il est relativement possible de préserver.

D'ailleurs, le fait n'est pas rare; tous les petits tuberculisables et même tous les petits tuberculeux que l'on envoie des grandes villes à Berck, à Cannes, à la campagne, en sont des exemples frappants. Au départ, il suffit de les regarder pour faire le diagnostic et le pronostic; au retour, ces enfants sont méconnaissables ; ils jouissent d'une excellente santé.

Le Dr Buttura a rapporté (1) qu'à l'Orphelinat de filles de Cannes, les maladies sont rares ; non seulement l'influenza, qui a sévi pendant deux années dans la maison et qui a atteint trente-huit orphelines, n'a pas amené un seul décès, mais encore la maladie n'a eu chez aucune des complications ou des suites plus ou moins graves. C'est là, eu égard à l'aptitude particulière de ces enfants aux affections pulmonaires, un fait important à signaler.

Or, ces heureux résultats, que l'on obtient avec de pauvres petites filles qui arrivent à l'orphelinat dans les plus mauvaises conditions, ne sont-ils pas faits pour convaincre bien des parents qu'ils peuvent, en élevant leurs enfants à la campagne l'été, dans le Midi l'hiver, les transformer et les rendre aptes à supporter les fatigues de la vie?

Les bons résultats donnés par les hospices et les orphelinats situés au bord de la mer ou à la campagne sont dus non seulement à ce que les enfants sont éloignés du foyer infectieux, mais encore à ce

(1) Dr Buttura, *L'Orphelinat des filles de Cannes* (*Ann. d'hyg.*, 1892, t. XXVIII, p. 322).

qu'ils fortifient leur organisme, en respirant un air pur et en se soumettant au régime tonique qu'on leur impose.

Ce qui se passe dans les établissements balnéaires ou ruraux, destinés aux enfants maladifs, a lieu également dans les lycées situés hors des villes, à la campagne.

Non seulement ces lycées sont spécialement utiles pour les enfants délicats qui ont besoin de se fortifier, mais ils présentent encore de grands avantages sur les lycées à l'intérieur des villes, pour les enfants bien portants.

Entre les quatre murs d'un lycée urbain, le pensionnaire est comme une plante privée d'air et de lumière, il s'étiole ; à la campagne, au contraire, il se développera mieux et formera de son organisme un bon terrain.

« Si, il y a cinquante ans, a dit M. le Professeur Brouardel dans son discours de distribution de prix au lycée Michelet, un médecin s'était levé et avait demandé qu'un collège fût installé à la campagne, au milieu de la verdure, on lui aurait demandé pourquoi il avait quitté le beau royaume d'Utopie. Ce qui paraissait une utopie il y a cinquante ans est aujourd'hui une réalité (1) » ; les lycées à la campagne sont le rêve de tous les hygiénistes,

(1) Brouardel, *Discours de distribution de prix au lycée Michelet*, juillet 1887.

rêve d'ailleurs déjà réalisé au lycée Michelet, à Vanves, et au lycée Lakanal, à Bourg-la-Reine.

Il est tout indiqué de placer dans ces lycées les jeunes enfants délicats, maladifs, aptes à contracter toutes les maladies qui règnent autour d'eux ; la scarlatine, la fièvre muqueuse, la coqueluche, les oreillons, la rougeole, sans compter bon nombre d'indispositions passagères, peuvent ainsi être évités.

La vie régulière de l'internat, l'air vif de la campagne dans laquelle est construit le lycée, l'hygiène rigoureuse appliquée dans cet établissement, contribuent à transformer les organismes, à améliorer les terrains et à les rendre tout à fait impropres aux cultures microbiennes.

Les enfants, élevés dans les grandes villes, doivent être sortis tous les jours par tous les temps ; la promenade sera plus ou moins longue, suivant les variations de la température, mais elle devra toujours avoir lieu ; l'air est aussi indispensable aux enfants que les aliments. Il est des enfants que l'on sort rarement en hiver, parce qu'un jour il fait un peu froid, un autre il pleut ; non seulement ces enfants ne se portent pas mieux pour cela, mais au contraire ils s'affaiblissent, ils perdent l'appétit, ils se nourrissent moins ; ils deviennent délicats, plus susceptibles aux variations atmosphériques.

L'aération, la vie au grand air, sera donc indispensable à l'enfant délicat, dont l'organisme est peu résistant; ce sera un moyen d'améliorer son terrain et d'éloigner de lui les chances d'infection auxquelles il est plus exposé qu'aucun autre ; ce régime ne pourra être que salutaire à l'enfant bien portant, qui, quoique plus robuste, est, par le fait même que son organisme se crée, s'édifie, un terrain plus facilement contaminé qu'un terrain adulte.

III. Exercices physiques. — Les exercices physiques, remis en honneur depuis quelques années, ont pour effet d'augmenter les combustions et les oxydations qui se font normalement dans les cellules de l'organisme; ils rendent par cela même la nutrition plus active et élèvent ainsi le taux de la vitalité; ils favorisent les sécrétions par lesquelles sont rejetés les éléments nuisibles; c'est en cela qu'ils ont une grande influence prophylactique; ils n'ont aucun pouvoir d'éloigner les germes, ils ne sont que des modificateurs utiles du terrain.

Certes, en cela comme en tout, l'excès est mauvais; il ne faut pas, sous prétexte d'exercices physiques, se livrer à des records de vitesse sur une bicyclette, s'adonner à des courses excessives; le but est alors dépassé; le seul bénéfice que l'on en puisse retirer est une fatigue générale, qui, répétée souvent, déprime l'organisme.

IV. Propreté. — Dans son fonctionnement normal, la peau élimine, par ses glandes sudoripares, une énorme quantité d'eau, chargée de sels, à l'état de vapeur ou à l'état de liquide, par les glandes sébacées, une épaisse matière grasse; en outre, l'épiderme est le siège d'une desquamation continuelle.

Mais cette fonction, destinée à débarrasser l'économie d'une masse considérable de produits nuisibles dont la rétention entraînerait des troubles graves, ne s'accomplit pas sans former dans certaines régions une sorte d'enduit ou de magma qui obstrue les pores de la peau et qui en entrave le bon fonctionnement.

Or si la malpropreté a enlevé à la peau une partie de sa vitalité normale, elle se défend mal, réagit peu ou point contre les causes morbides, contre les parasites végétaux ou animaux.

En outre, la peau est en contact continuel avec le milieu ambiant, avec les objets plus ou moins septiques que l'on touche journellement.

Il importe donc de ne pas négliger l'entretien de la peau. Les ablutions matinales savonneuses doivent être accompagnées de bains généraux fréquents; il ne suffit pas en effet de se laver seulement pour paraître propre, il faut se laver par hygiène, pour assurer le bon fonctionnement de la peau, et par suite de l'organisme.

Les soins de propreté sont nécessaires à tous les points de vue, surtout vis-à-vis des maladies transmissibles.

D'ailleurs le bain ne procure pas seulement la

propreté du corps, mais il a un effet général qui se répercute dans tout l'organisme; il est suivi d'un certain bien-aise que l'on ne peut mieux définir, qu'en employant l'expression vulgaire : « on se sent plus dispos ».

En effet, à la suite du bain, les fonctions physiologiques se font plus activement, la vitalité des cellules est augmentée; or, comme l'a dit le Professeur Pouchet : « L'activité de nutrition des cellules est le meilleur des antiseptiques. Toutes les fois que la vie est diminuée ou suspendue dans un organisme, les agents infectieux qui s'y trouvent y pullulent et triomphent des cellules (1). »

De là aussi la nécessité de se laver les mains avant les repas, de même que les chirurgiens se lavent les mains avant une opération.

Sans toutefois exiger un lavage aussi méticuleux, il est indispensable de débarrasser les mains de toutes les impuretés qui ont pu les souiller; car ces impuretés pourraient être transmises aux aliments et par eux à l'organisme; c'est une contamination facile à éviter.

Cette pratique a d'ailleurs déjà pénétré dans les milieux aisés; elle est encore trop négligée dans le milieu ouvrier, celui où elle serait le plus indispensable.

(1) Pouchet, *L'antisepsie et les antiseptiques*. Leçons professées à la Faculté de médecine (*Annales d'hygiène publique et de médecine légale*, 1896, t. XXXV, p. 242).

Le Dr Du Mesnil (1) et le Dr Navarre ont beaucoup fait pour la propagation des bains-douches populaires, gratuits ou à peu près.

Les soins de propreté ne sont d'ailleurs pas seulement un facteur d'amélioration du terrain.

Négligés, ils peuvent être les agents de contagion du typhus ; les dernières épidémies en font foi. Cette affection, très contagieuse, exerce ses ravages plus particulièrement sur les chemineaux, les saltimbanques, les hôtes des asiles de nuits, et en général les individus malpropres.

Comme mesures prophylactiques du typhus, il sera donc nécessaire d'assurer la propreté de ces malheureux et de les mettre à même de prendre une douche ou un bain, pendant qu'on désinfectera leurs effets.

Le manque de propreté peut aussi quelquefois être incriminé dans le développement du choléra. Les Hindous malpropres sont plus éprouvés par le choléra que les Mahométans propres. Ce qui a permis à Simpson de dire, au Congrès de Londres, en août 1891 : « La transmission du choléra se réduit à une affaire de propreté individuelle. »

V. Alimentation. — L'alimentation devra être saine, tonique, suffisamment abondante ; l'insuffisance de certains aliments, l'abus de certains

(1) Du Mesnil, *Des bains-douches dans les écoles de la ville de Paris* (*Ann. d'hyg.*, 1893, t. XXIX, p. 546).

autres (alcool) sont autant d'entraves au fonctionnement normal de l'organisme.

J'étudierai l'alimentation plus loin, en parlant de la contagion par les aliments; je ne veux ici qu'attirer l'attention sur la nécessité de certains aliments, de certaines matières minérales pour donner à l'organisme le moyen de résister aux invasions des germes.

Le Dr Gaube (du Gers) mit, à peu de jours de distance, deux hases de la même portée, âgées de six mois, en contact avec le même mâle.

L'une des hases mangeait de l'avoine, du pain, du son, en un mot des aliments riches en matières minérales ; l'autre se nourrissait d'herbages.

La première a donné des lapins vigoureux, gros ; la deuxième a donné des lapins malingres, petits, presque sans poils, dont trois étaient mort-nés.

Le Dr Gaube réalisa une autre expérience, à peu près analogue et tout aussi probante ; il plaça dans deux poulaillers, séparés et spacieux, deux groupes de poules avec un coq de la race dite crèvecœur.

Un des groupes était nourri avec des épluchures de ménage, du sarrazin et du petit blé ; l'autre groupe était nourri de la même manière, mais la nourriture était arrosée d'une solution minérale contenant de la soude, de la chaux, de la magnésie, de la potasse, du fer.

Les œufs des deux groupes de poules donnent des poussins.

Les poussins du premier groupe sont comme tous les poussins ordinaires : leur duvet est jaune terne, noir grisâtre, cendré; ils sont éveillés, mais ils ont la faiblesse propre à leur âge.

Les poussins du deuxième groupe ont un duvet jaune doré, noir brillant; ils paraissent plus avancés que ceux du premier groupe ; ils sont plus forts, plus résistants ; quand ils vont picorant autour de leur mère, s'il se présente un léger obstacle, au lieu de le contourner comme ceux du premier groupe, ils le franchissent; ils couchent aussi bien sur la poule que sous ses ailes; ils sont plus gros, plus robustes que les autres, nés de poules de la même race, mais non minéralisées.

Il faut donc faire entrer dans nos aliments des minéraux, c'est un moyen certain d'améliorer les espèces, d'augmenter la résistance des individus.

Il est possible d'éviter les attaques des virus ou de les modérer, en combattant les inconvénients qui découlent de la croissance, en donnant des sels de soude, de chaux, de potasse (Charrin) (1).

VI. Professions. — Il est des professions, telles que l'industrie du plomb, qui débilitent l'organisme, en l'intoxicant à petites doses.

(1) Charrin, *Leçons de pathogénie appliquée*, 1897.

Il en est d'autres qui condamnent à une vie trop sédentaire; il faut atténuer ces nuisances, autant que faire se pourra, en les réglementant, en évitant un trop long labeur dans ces milieux nuisibles.

Déjà un progrès en ce sens a été réalisé. On a prescrit des mesures d'hygiène dans les industries insalubres, on a réglementé le travail des femmes et des enfants; il n'y a qu'à suivre ces traces et à appliquer les mesures déjà prescrites.

5° **Conclusions.** — La première mesure prophylactique contre les maladies est donc de constituer et de maintenir l'organisme à l'état de bon terrain, car « tout ce qui affaiblit prédispose ». (Hanot.)

L'aération, les exercices physiques, les soins de propreté, l'alimentation, l'hygiène des professions en sont les moyens; ce sont en somme des méthodes antiseptiques, plus certaines et plus efficaces que l'emploi d'un antiseptique, car le rôle d'un antiseptique est passager.

L'antiseptique ne peut être amené au contact des agents infectieux que par la voie sanguine, et cette condition impose une extrême réserve, en raison de l'action toxique de cette substance antiseptique sur les cellules de l'organisme. Bien que l'on soit encore heureux de pouvoir utiliser l'antiseptique lorsque le bacille a triomphé de l'organisme, mieux vaut éviter d'en avoir besoin, en commençant par rendre le terrain stérile et réfractaire à la culture des germes infectieux.

Il suffit donc de se placer sous la protection de l'hygiène pour empêcher l'organisme de s'affaiblir, d'offrir un faible degré de résistance aux germes et de devenir un milieu de culture.

Mais, en même temps que l'hygiène augmente la résistance de l'organisme, elle rend plus difficile l'accès des microbes jusqu'à l'organisme, elle les écarte, les pourchasse; elle s'adresse donc en même temps au terrain et au germe, à l'assiégé et à l'assiégeant.

CHAPITRE III

LE GERME DANS L'AIR.

Pour qu'une contagion se produise, nous avons vu qu'il fallait un terrain et un germe ; nous venons d'étudier le terrain, de constater son influence, et d'indiquer les conditions qu'il devait remplir pour empêcher le développement des germes infectieux.

D'autre part, nous savons que les bacilles des maladies microbiennes se trouvent partout, dans l'air, l'eau, le sol, les aliments et même l'organisme.

La lutte contre les bacilles de l'organisme se réduit à la prophylaxie du terrain qui atténue leur virulence et entrave leur développement ; mais il n'en est plus de même pour les bacilles des milieux ambiants : le bon terrain pourra certes encore les empêcher de nuire, mais d'autres ressources peuvent être mises en pratique pour augmenter les chances de résistance : il sera possible d'éviter à l'organisme l'envahissement des bacilles, en assainissant les milieux, en diminuant leur virulence, en les rendant autant que possible aseptiques.

Sans prétendre jamais réaliser la vie aseptique absolue, comme MM. Nuttal et Thierfelder l'ont procurée pendant huit jours à un cochon d'Inde (1), on peut du moins diminuer la toxicité des milieux ambiants, et par suite rendre les chances d'infection moins nombreuses.

Depuis la naissance jusqu'à la mort, l'organisme consomme une quantité considérable d'air; c'est son premier et son dernier aliment; c'est un aliment de première nécessité; on cite des personnes qui sont restées plusieurs semaines sans prendre de nourriture; on n'a pas encore constaté d'individus qui aient pu se priver d'air pendant un jour. « L'air est le pain de la respiration; ce pain-là se respire au lieu de se manger, voilà toute la différence. » (Max Simon.)

Or si l'air contient des germes infectieux, chaque inspiration est une chance d'infection d'autant plus grande que le nombre des germes est plus considérable, et par suite, si l'on diminue la proportion des germes, les chances d'infection diminueront en même temps.

Malheureusement, si l'homme a besoin d'air, il s'occupe généralement bien peu de savoir quelle est sa qualité; il ne voit pas de différence entre un air pur et un air contaminé, un air sain et un

(1) Varigny, *La vie aseptique* (*Médecine moderne*, janvier 1896).

air malsain; il en apprécie l'odeur et non la virulence.

I. — Causes de l'impureté de l'air.

En étudiant les causes d'impureté de l'air, il sera possible d'établir les moyens à mettre en pratique pour les diminuer, sinon les supprimer.

L'air contient en suspension un grand nombre de particules. Si on laisse passer un rayon solaire dans une chambre obscure, on voit tournoyer dans ce rayon une quantité considérable de poussières. Grâce aux expériences de Pasteur, on a constaté que ces poussières se composaient de parcelles minérales, de matières organiques et de germes vivants en proportions nuisibles à l'organisme.

1° **Matières minérales.** — L'air peut donc contenir des matières minérales ; c'est l'air souillé de certains ateliers où on travaille le plomb, des fabriques d'allumettes chimiques, etc.

Dans la fabrication des allumettes, par exemple, on est incommodé par l'odeur du phosphore, par des fumées blanches provenant de l'oxydation de ce corps; par l'emploi d'oxydes de plomb.

Ces airs viciés troublent la santé, en déterminant une intoxication lente de l'organisme et en l'affaiblissant ; ou bien ils l'infectent rapidement et produisent le saturnisme, le phosphorisme, etc.

Il existe en outre dans l'air, l'eau, le sol, des poisons, des substances solubles, en dehors de tout microbe, qui favorisent le développement des microbes existant en nous.

2° **Microorganismes.** — Tout en ayant la composition chimique normale, l'air peut contenir en suspension des germes vivants pathogènes : c'est l'air infecté par les tuberculeux, les typhiques, et en général par tous les malades atteints d'affections contagieuses. Il est l'élément contagionnant, répandant et semant partout les maladies dont il porte les germes.

Le nombre des germes que renferme l'air est très variable, suivant les endroits, les saisons, la direction des vents; dans les appartements, il varie suivant la propreté, la position sociale des habitants, le degré de l'encombrement, l'heure du jour.

Par contre, si l'air peut être très riche en germes, il peut aussi n'en contenir que de minimes proportions : l'air des montagnes, l'air de la mer.

Pour fixer les idées, voici quelques chiffres, empruntés aux recherches de Miquel :

1	microorganisme	par m. c.	dans les glaciers.
760	—	—	au parc de Montsouris.
5500	—	—	rue de Rivoli.

Tout en ne contenant pas de germes pathogènes, l'air peut encore être nuisible ; il suffit qu'il renferme quelques bacilles non pathogènes, qui, au contact des germes pathogènes de l'organisme, forment des associations microbiennes dangereuses. « Des microbes atténués au point de ne plus produire à eux seuls une maladie peuvent s'exalter, se revivifier et redevenir virulents, lorsque deux espèces sont introduites dans un organisme (1). »

3° **Manque d'air.** — Enfin, sans contenir des matières minérales ou organiques nuisibles, des germes pathogènes, l'air peut encore être malsain par sa trop faible quantité d'oxygène ; de même que l'organisme a besoin d'une certaine quantité d'aliments, d'une ration normale, de même il a besoin d'une quantité déterminée d'air ; s'il y a insuffisance, par exemple lorsqu'il y a encombrement, lorsqu'il existe des habitations sans fenêtres, l'organisme ne fonctionne plus comme il le devrait. C'est une misère physiologique que de respirer un air sali, dépourvu de tonicité.

Cela ne donne point le choléra, ni la fièvre typhoïde, mais cela peut y prédisposer, et en tous cas cela déprime la vitalité de l'organisme.

II. — Preuves de la contagion par l'air.

1° **Air vicié par des matières minérales ou organiques.** — Tous les ouvriers sont plus ou moins ex-

(1) Galtier, *Académie des sciences*, 30 avril 1894.

posés à contracter, par le fait même de leur profession, des maladies : les unes graves (colique saturnine, nécrose phosphorée), les autres plus bénignes (blépharite des boulangers).

Mais l'hygiène industrielle bien appliquée peut diminuer le nombre des malades.

L'air peut contenir en excès des matières nuisibles à la vitalité de l'organisme ; les principales sont : l'oxyde de carbone, l'hydrogène sulfuré, le chlore, l'acide sulfureux, l'ammoniaque, l'hydrogène carboné, le sulfure de carbone, les vapeurs mercurielles, le phosphore ; ces matières peuvent se répandre dans l'air, soit à l'état de vapeurs, soit à l'état de poussières.

I. Vapeurs et gaz toxiques. — Les vapeurs irritantes (vapeurs acides, fumées) donnent lieu, par absorption brusque, à des accidents de suffocation. Presque toujours ces accidents sont suivis de crachements de sang, indice d'une irritation violente des voies pulmonaires.

Lorsque ces vapeurs sont respirées en petite quantité, elles provoquent à la longue une altération de la bouche, de la gorge, des bronches. Les fabricants de produits chimiques, les étameurs sont soumis à ces dangers.

Les vapeurs métalliques constituent le mode d'intoxication le plus redoutable du plomb, du mercure et de l'arsenic.

On a noté la fréquence relative des épidémies de maladies infectieuses dans certaines industries qui dégagent des gaz toxiques; or, ce qu'il s'agit de savoir, c'est de quelle façon, directe ou indirecte, ces gaz ou vapeurs influent sur le développement de ces épidémies.

L'intoxication lente par les gaz toxiques, méphitiques ou putrides, affaiblit l'organisme, produit la misère physiologique et crée une prédisposition aux maladies infectieuses.

D'après le Dr Mattei, les animaux soumis aux inhalations des gaz toxiques se montrent moins résistants que les animaux sains ; chez les animaux chroniquement intoxiqués, l'infection a une marche plus rapide.

Les animaux réfractaires ou peu sensibles aux infections perdent leur immunité naturelle et acquièrent la prédisposition à ces infections, après qu'ils ont été soumis à l'inhalation des divers gaz toxiques.

L'action des gaz toxiques, en tant qu'elle augmente la prédisposition des animaux aux maladies infectieuses, ne doit pas être considérée comme une action élective ou spécifique du poison sur tel organe, appareil ou tissu, mais bien comme un facteur complexe, un trouble plus ou moins profond dans l'échange des matériaux organiques, comme une cause de débilité ou de dépérissement, par altération générale, fonctionnelle et nutritive de l'organisme tout entier.

II. Poussières. — On a généralement regardé les poussières mêlées à l'air des ateliers comme une des principales causes de la tuberculose. S'il est évident que certaines poussières ont une action qui se manifeste de suite par des symptômes bien déterminés (*sycosis anthracosis*), il est du moins prouvé que toutes agissent de la façon la plus nuisible sur les organes broncho-pulmonaires et peuvent ainsi devenir une cause favorable au développement de la tuberculose chez des individus déjà prédisposés.

« Toutes les industries à poussières ont une action sur les bronches et les poumons, que ce soient des poussières métalliques (aiguiseurs d'aiguilles) ou des poussières végétales ou animales (meuniers, pelletiers); cette action se traduit par une irritation chronique de la muqueuse du pharynx, des bronches (1). »

Si les poussières ne peuvent par elles-mêmes engendrer des maladies infectieuses, elles servent du moins de support aux agents microbiens de ces maladies; ce sont en général les poussières animales qui remplissent cette fonction; le charbon est souvent propagé par des poussières de laine et de crin (2).

(1) Brouardel, *Responsabilité des patrons dans certains cas de maladies épidémiques* (*Ann. d'hyg.*, 1893, t. XXIX, p. 5).

(2) Leroy des Barres, *Le charbon (pustule maligne, œdème malin) observé à Saint-Denis sur les criniers et les mégissiers* (*Ann. d'hyg.*, 1890, t. XXIII, p. 496).

Un grand industriel voyait depuis quelques années un nombre assez élevé de ses ouvriers obligés de cesser leur travail par suite de tuberculose pulmonaire. Plusieurs étaient morts.

D'après une enquête médicale et professionnelle, la contagion provenait des poussières que les ouvriers respiraient le matin pendant le balayage des ateliers qui avait lieu, non avant le travail, mais pendant le travail même ; il était possible en effet que les crachats de la veille, desséchés sur les planchers, fussent entraînés par le balayage, mêlés à la poussière et finalement respirés par des ouvriers qui, prédisposés par le siderosis résultant des poussières développées pendant le travail, devenaient ainsi tuberculeux.

Si cette hypothèse était exacte, il suffisait de remplacer le nettoyage à sec par le lavage, ou plutôt l'essuyage au torchon mouillé, pour arrêter les progrès du mal. Il fut ainsi ordonné, et l'épidémie de tuberculose disparut rapidement. (Cas de M. Napias.)

2° Air vicié par les germes pathogènes vivants. — Bien que les germes pathogènes de l'air ne semblent pas parcourir de grandes distances, et qu'ils retombent généralement très vite sur le sol, il existe cependant un certain nombre de maladies microbiennes qui se propagent par l'air.

I. Transmission de la fièvre typhoïde par l'air. — Les détracteurs de l'origine hydrique de la fièvre typhoïde font de l'air le principal véhicule du bacille d'Eberth ; sans tomber d'un excès dans un autre, il faut, je crois, tout en accordant une plus grande part à la transmission par l'eau, reconnaître que l'air est souvent aussi l'agent infectant. Dans son rapport au Congrès d'hygiène et de démographie de Vienne, M. le Professeur Brouardel (1) disait que 95 fois sur 100, l'eau était le transmetteur du bacille typhique, mais il accordait néanmoins une certaine action à l'air.

Lassine rapporte (2) qu'en 1874, une épidémie de fièvre typhoïde sévit sur les élèves du lycée de Lyon. Le licenciement eut lieu. Les élèves, en arrivant dans leur famille, y propagèrent la fièvre typhoïde ; il est évident que l'eau n'a eu aucune action dans cette contamination ; l'air infecté par les lycéens était seul en cause.

A. Ollivier a observé, en 1882, deux cas de contagion de fièvre typhoïde par l'air, à l'hôpital Saint-Louis ; une jeune fille entre à l'hôpital pour une fièvre typhoïde ; dix à quinze jours après, deux de ses voisines sont prises de la même maladie, alors qu'il n'existait ni dans le service, ni dans l'hôpital, aucun cas de ce genre. Les deux nouvelles malades affirmèrent qu'il n'existait aucun cas de fièvre typhoïde

(1) Brouardel, *Des modes de propagation de la fièvre typhoïde* conférence au Congrès de Vienne (*Ann. d'hyg.*, 1887, t. XVIII, p. 385).

(2) Lassine, *Propagation de la fièvre typhoïde par l'air*. Thèse de Paris, 1889.

dans la maison qu'elles habitaient, ni dans les maisons voisines et qu'elles n'ont visité aucune personne atteinte de cette maladie.

En 1886, M. le Professeur Debove a communiqué à la Société médicale des Hôpitaux un exemple de la contagion de la fièvre typhoïde par l'air. Il s'agit de six enfants appartenant à la même famille, dont cinq furent atteints successivement de la fièvre typhoïde.

Le premier enfant atteint a contagionné ses frères, qui venaient prendre leurs repas dans la chambre du malade ; la maison habitée était neuve ; les soins de propreté avaient été bien observés, les cabinets d'aisance avaient été journellement désinfectés, ainsi que tous les linges souillés ; l'air seul a donc pu être la cause de la contagion.

M. le Professeur Brouardel, en 1887, a rapporté le fait suivant : « Gielt raconte qu'un homme ayant contracté à Ulm la fièvre typhoïde revient dans son village où la maladie ne s'était pas montrée depuis de longues années ; les déjections du malade sont jetées sur un fumier. Au bout de quelques semaines, cinq hommes sont employés à enlever ce fumier ; sur les cinq, quatre sont atteints de fièvre typhoïde. Les déjections de ces nouveaux malades sont enfouies sous un autre fumier qui n'est enlevé qu'après neuf mois. Deux hommes sont employés à ce travail ; l'un d'eux contracte la fièvre typhoïde. »

Dans cette relation, non seulement l'air était infecté, mais encore il est resté infecté pendant longtemps.

On objectera peut-être qu'il faut chercher une autre cause, puisque la première fois, sur cinq hommes soumis aux mêmes conditions de contagion, quatre seulement ont été malades, et la seconde fois sur deux, un seul a été atteint; mais cette remarque n'infirme nullement l'étiologie de l'air, puisque, comme nous l'avons vu, il faut, pour qu'une infection se produise, un terrain et un germe. Or tous les individus en observation, dans le cas présent, étaient sous l'influence du germe; mais s'il y en a deux qui sont restés indemnes, on peut supposer qu'ils avaient un bon terrain, qui leur a permis de résister, tandis que les cinq autres étaient des affaiblis, et constituaient de bons terrains de culture.

L'épidémie du couvent du Bon-Pasteur, rapportée par Budd, fournit encore des preuves de la transmission de la fièvre typhoïde par l'air.

« Des infiltrations étendues s'étaient produites dans les conduits de vidanges d'une maison, où d'ailleurs la fièvre typhoïde n'existait pas.

« Une personne, atteinte de fièvre typhoïde, vient habiter la maison; plusieurs cas de contagion se produisent, sans pour cela que les personnes approchant la malade soient plus particulièrement atteintes. La contagion se fit par les émanations des infiltrations, qui, sans influence jusque-là, deviennent contaminantes par l'introduction dans les conduits des déjections de la typhique. Il fut d'ailleurs reconnu qu'il n'y avait aucune communication entre les conduits de vidanges et les réservoirs d'eau potable. »

Un cas analogue s'est produit à l'hôpital de Bâle. Des cas de fièvre typhoïde se développaient chez des personnes n'ayant aucune relation avec les salles de fiévreux. On reconnut que les contaminations étaient dues à un tuyau conduisant les gaz de la fosse d'aisance; ce tuyau présentait des fissures par lesquelles se dégageaient les émanations contagionnantes (Liebermeister).

Murchison (1) a rapporté le cas suivant, dans lequel la propagation de la fièvre typhoïde a eu pour cause l'infection de l'air par des émanations d'égout. Dans l'école des garçons de la maison de charité de Colchester, une épidémie de fièvre typhoïde éclate; elle frappe en premier les enfants qui occupaient en classe des bancs placés sur le trajet d'un courant d'air qui avait lieu entre l'égout ouvert dans le couloir, la porte et le feu. L'égout fermé, la fièvre disparut. Toute contagion par importation a semblé devoir être exclue, après des recherches soigneuses de ce côté.

Voici deux observations recueillies par M. le Profes-

(1) Murchison, *La fièvre typhoïde*. Traduction française. Paris, 1878.

seur Landouzy, qui témoignent de la propagation de la fièvre typhoïde par l'infection de l'air, due à des tuyaux d'évent :

A. — Un jeune homme appartenant à une famille de dix personnes et vivant en apparence identiquement de la vie de toute la famille, eut seul la fièvre typhoïde. Aucune contagion directe ne put être mise en cause, puisqu'il n'avait eu autour de lui aucun cas de fièvre typhoïde et que personne de la famille n'avait eu ni dothiénenterie, ni maladie à caractères typhoïdes. Tandis que sa famille habitait un vaste appartement ayant jour d'un côté sur un boulevard et de l'autre sur une large cour, le jeune homme occupait seul un petit appartement, prenant jour sur un angle de cour ; or, précisément dans cet angle de cour se trouvaient deux latrines, dont les tuyaux d'évent affleuraient à 50 centimètres environ des fenêtres du petit appartement. Là était donc évidemment la cause de la maladie; et cette disposition particulière rendait également compte de ce fait que seul, de cette maison très peuplée, ce jeune homme ait été atteint; seul il avait été exposé à la contagion, et seul il avait été contaminé (1).

B. — Une jeune fille occupant avec sa famille un hôtel entre cour et jardin est atteinte de fièvre

(1) Brouardel, *Modes de propagation de la fièvre typhoïde* (*Ann. d'hyg.*, 1887, t. XVIII, p. 385).

typhoïde, tandis que personne de son entourage n'est malade. On ne constate aucune contagion directe possible. Mais, comme dans l'observation précédente, les tuyaux d'évent de la fosse d'aisance venaient déboucher à quelques centimètres au-dessous de l'unique fenêtre de la chambre de la jeune fille.

Cette jeune fille était donc bien placée pour contracter la fièvre typhoïde ; elle vivait et respirait sur une fosse d'aisances, qui d'ailleurs ne sentait pas mauvais, puisque personne n'avait jamais remarqué ce tuyau.

Dans l'épidémie de fièvre typhoïde qui éclata dans la garnison de Laval, en février 1897, on ne pouvait incriminer l'eau.

L'eau passait dans des filtres Chamberland, très surveillés, désinfectés et nettoyés toutes les semaines; d'ailleurs, plusieurs fois l'analyse de l'eau a été faite, et toujours elle a donné un résultat négatif.

En outre, un fait particulier prouve d'une façon bien évidente l'innocuité de l'eau; le 124e régiment d'infanterie occupait deux casernes, alimentées par la même eau; dans l'une, il y avait de la fièvre typhoïde, dans l'autre, il n'y a pas eu un seul cas.

La cause de l'épidémie fut attribuée à la propagation par l'air de poussières et de germes provenant d'une fabrique de poudrette, située à environ

150 mètres de la caserne. Dans la caserne contaminée, se trouvaient huit compagnies; sur ce nombre, quatre seulement présentaient des cas de fièvre typhoïde. Dans les quatre autres, il n'y eut qu'un cas isolé. Or les quatre compagnies infectées de fièvre typhoïde occupaient des chambrées et des réfectoires dont les fenêtres prenaient ouverture directement sur la fabrique de poudrette; les chambrées et les réfectoires des quatre autres compagnies restées indemnes n'avaient aucune ouverture de ce côté.

Il faut donc supposer que les hommes de ces compagnies respiraient dans les chambrées un air vicié, et qu'en outre, au réfectoire, ils pouvaient absorber avec les aliments des poussières transportées de la fabrique de poudrette par le vent et tombées sur les tables, sur les assiettes.

Toutes ces observations de contagion de fièvre typhoïde prouvent que l'air est, dans certains cas, l'agent transmetteur du bacille d'Eberth. Cependant il faut remarquer en même temps que si l'air contagionne, il a un champ d'action très limité; il ne porte pas les germes au loin; l'infection se fait sur place; l'atmosphère malsaine reste localisée, et ne présente pas de tendance à la dispersion; c'est en cela que le mode d'action de l'air et celui de l'eau diffèrent.

II. Transmission de la tuberculose par l'air. — La théorie de la contagion de la tuberculose n'est pas une théorie nouvelle, c'est une théorie rénovée et remaniée.

Les anciens maîtres de la médecine croyaient tous à la possibilité de cette contagion.

Ainsi Morgagni évitait de faire les autopsies des phtisiques, par crainte de se contaminer.

Broussais et ses élèves appliquèrent à la tuberculose leurs idées anticontagionnistes et la transformèrent en une maladie essentiellement héréditaire.

Villemin (1865-1869) a remis en honneur la théorie contagionniste et l'a établie sur des bases certaines (1).

Koch, en 1882, a découvert le bacille tuberculeux et il est admis aujourd'hui par presque toutes les Écoles que si la tuberculose est quelquefois héréditaire, elle est essentiellement microbienne et contagieuse; la plupart des cas observés s'expliquent par la contamination.

La tuberculose n'est donc plus une fatalité, une maladie inévitable, que l'on apporte en naissant; elle est classée *scientifiquement* parmi les maladies contagieuses; elle ne l'est malheureusement pas encore *administrativement*, puisque les mesures de désinfection ne sont pas encore rendues obligatoires pour les tuberculeux; il serait néanmoins temps de passer de la théorie à la pratique, puisque du fait que

(1) Villemin, *Études sur la tuberculose*. Paris, 1868.

la tuberculose est une maladie microbienne, elle est une maladie évitable. C'est un facteur important de la morbidité et de la mortalité, d'autant plus important qu'il s'adresse de préférence aux jeunes gens et aux adultes dans la force de l'âge, à ceux qui peuvent rendre le plus de services à la société ; et pourtant on ne fait encore rien ou presque rien contre lui, bien que l'on puisse beaucoup.

Cornet a recueilli, avec des précautions antiseptiques et aseptiques rigoureuses, les poussières déposées sur les murs et tentures des appartements de phtisiques ; il en a fait des bouillons de culture ; il a injecté ces bouillons à des lapins, qu'il a ainsi rendus tuberculeux.

Il a également fait la contre-expérience, en injectant à d'autres lapins des bouillons de culture contenant des poussières d'appartements non contaminés ; les résultats de ces dernières inoculations ont été négatifs.

Decor a pu également rendre tuberculeux un cobaye, qu'il a soumis à l'action du papier d'une chambre de tuberculeux.

En dehors de ces expériences de laboratoire, les faits cliniques de contagion sont nombreux et confirment les résultats obtenus.

Dans une vieille maison de Londres, meurt un phtisique. Un locataire bien portant lui succède ; il est atteint de tuberculose peu de temps après son installation ; il meurt. Ses quatre filles viennent alors habiter la maison ; elles sont également contagionnées et deviennent tuberculeuses (1).

A Paris, dans un bureau de grande administration, qui comptait vingt-deux employés, il entre deux tuberculeux. Pendant plusieurs années, ces malades valides toussent et crachent sur le plancher du local exigu et mal aéré, où ils travaillent à côté des employés sains. Or, dans l'espace de quelques années, treize d'entre eux ont succombé à la tuberculose. Deux tuberculeux ont donc contagionné et tué treize hommes sains.

Lallement (2) rapporte que, dans l'agence d'une administration du quartier du Sentier, il entre un employé tuberculeux, installé dans un coin, où il toussait et crachait continuellement ; il meurt. Celui qui le remplace, bien portant, se tuberculise et meurt peu de temps après.

Le Dr Engelmann (de Kreuznach) a rapporté de curieux cas de transmission de tuberculose par l'air, qui se sont produits dans une cité ouvrière où logent des ouvriers souffleurs de verre.

Ces ouvriers sont bien payés et bien nourris; ils occupent des habitations saines et bien construites, où ils ne sont pas victimes de l'encombrement. La

(1) Miller, *British medical Journal*, janvier 1894.

(2) Lallement, *L'hérédité et la contagion dans la tuberculose*. Thèse de Paris, 1891-1892.

cité a été construite en 1865. Aucun cas de tuberculose n'a été constaté jusqu'en 1874. A cette époque, la femme et le fils d'un ouvrier, qui étaient tuberculeux, meurent; l'ouvrier quitte le logement. Il est remplacé par un autre ouvrier et sa famille, composée de six personnes; ils sont tous bien portants. Au bout de quelque temps, la tuberculose exerce ses ravages sur cette famille. Plusieurs ouvriers se succèdent ainsi, et en douze ans, dans le même local, contaminé la première fois en 1874, dont on n'avait ni changé les papiers, ni blanchi les plafonds, ni nettoyé les planchers, on constate douze décès par tuberculose.

On objectera peut-être que la profession de souffleur de verre prédispose à la tuberculose; mais si, dans les cas rapportés, la profession avait une influence, comment se ferait-il que tous les cas se soient produits seulement dans le même logement, pendant que les autres ouvriers, soumis aux mêmes conditions hygiéniques, habitant des logements identiques, mais non contaminés, restaient sains (1)?

Une jeune fille revient dans sa famille avec une tuberculose contractée en pension, elle meurt. Sa jeune sœur hérite de sa chambre et de sa garde-robe; elle devient tuberculeuse et meurt. La dernière sœur hérite à son tour de la chambre et des vête-

(1) Engelmann, *Berliner klin. Wochenschrift*, janvier 1889.

ments ; elle subit le même sort. Les parents étaient et sont restés sains et bien portants. (Villemin.)

Delamarre a rapporté en 1859, à l'Académie des sciences, le cas suivant :

« Un tuberculeux meurt dans un appartement. Trois locataires, non parents du défunt, viennent successivement y mourir de tuberculose ; ils étaient tous sains auparavant. »

Une famille de sept personnes bien portantes s'installe dans un appartement, qu'avait occupé auparavant un tuberculeux. Au bout de deux ans, le père et le fils meurent de tuberculose ; et peu de temps après, la mère et deux filles présentent des lésions tuberculeuses (1).

Dans une école des Vosges, où l'on ne connaissait pas la tuberculose, l'administration envoie un instituteur tuberculeux ; bientôt, cinq enfants sont atteints de tuberculose et meurent ; la population protestant, l'instituteur est envoyé dans un autre village qui le refuse, et il va ainsi successivement de village en village ; les populations protestant et refusant l'instituteur malade, l'administration s'est décidée à le mettre à la retraite.

La fréquence de la tuberculose parmi les infirmiers, civils et militaires, remise en lumière en 1896 par M. le Professeur Terrier, à l'Académie de mé-

(1) Ollivier, *Semaine médicale*, 1890.

decine, est encore une preuve de la contagion par l'air.

On a voulu opposer aux observations de contagion de la tuberculose des faits négatifs tendant à prouver la non-contagion.

On a ainsi cité des exemples de personnes exposées aux mêmes chances de contamination : les unes sont atteintes, les autres ne le sont pas. Il est certain que parmi ceux qui sont placés dans les conditions les plus favorables à la contagion, il en est beaucoup qui restent indemnes ; ces cas n'infirment pas la théorie, ils ne font que confirmer le rôle du terrain et prouvent une fois de plus la nécessité du concours simultané d'un mauvais terrain et de la présence d'un germe pour produire une infection.

« Il y a donc en quelque sorte des maisons maudites, dans lesquelles la plupart des habitants sont successivement frappés. Chose curieuse, en pareil cas, ceux des enfants qui vivent loin du toit paternel échappent à la maladie (1). »

Nous nous trouvons donc bien là en présence d'un facteur autre que l'hérédité, puisque sont seuls frappés les enfants qui vivent près de leurs parents, tandis que les autres ne subissent aucune atteinte du mal ; cet autre facteur, c'est l'air infecté par les

(1) Grancher et Hutinel, art. PHTISIE (*Dictionnaire encyclopédique des sciences médicales*).

parents causant la contamination des enfants qui le respirent.

III. Transmission de la diphtérie par l'air. — La diphtérie est transmissible directement, mais les fausses membranes desséchées, les expectorations peuvent se répandre dans l'air, sous forme de poussières, et créer ainsi un milieu infectant.

IV. Transmission de la variole par l'air. — L'air peut aussi être le véhicule de la contagion de la variole ; les débris organiques, les croûtes épidermiques des varioleux sont les facteurs contaminants.

M. le Professeur Brouardel a en effet reconnu que le nombre des cellules épidermiques voltigeant dans l'air d'une salle de varioleux est prodigieux. La présence de ces croûtes dans l'air des salles explique bien des cas de contagion intérieure qui étaient fréquents avant la pratique de l'isolement des varioleux (1).

V. Transmission du choléra par l'air. — S'il est bien établi, comme l'a dit M. le Professeur Brouardel, que l'air ne peut transporter le choléra à de grandes distances, on doit admettre que pourtant l'air peut servir de véhicule aux germes contagieux du choléra, dans un champ assez restreint. Au contact des déjections des cholériques, l'air est contaminé par les germes spécifiques ; c'est pourquoi il faut se

(1) Lemarinier, *Transmission de la variole.* Thèse de Paris, 1887-1888.

méfier des effluves des bouches d'égout et des water-closets.

VI. Transmission de la rougeole par l'air. — L'air ne semble pas jouer un grand rôle dans la contagion de la rougeole; la contagion se fait surtout par contact; le germe garde peu de temps sa virulence; il semble alors facile de l'éviter.

En ayant soin de ne pas s'approcher des rougeoleux, il paraît évident que l'on se préservera de la maladie.

Toutefois, malgré la simplicité du procédé prophylactique, la rougeole est peut-être la moins évitable de toutes les maladies transmissibles, d'abord parce que l'espèce humaine offre une grande réceptivité pour la rougeole, ensuite parce que la contagion est précoce; elle se fait surtout avant même la constatation des premiers symptômes; elle se fait lorsqu'on est en contact avec un rougeoleux en puissance, lorsque le danger est invisible.

VII. Transmission de la scarlatine, de la coqueluche, de la grippe, etc., par l'air. — Il existe également de nombreux cas de contagion de la scarlatine, de la coqueluche, de la grippe par l'air.

Il faut donc en conclure que l'air peut servir d'agent de contamination dans toutes les maladies à desquamation de l'épiderme, ainsi que dans toutes les maladies à expectoration.

VIII. Transmission de la peste par l'air. — M. le Professeur Proust (1) prouve que la saison, l'humidité de l'air, la température, les vents sont autant d'éléments à étudier dans la transmission de la peste.

IX. Transmission du tétanos par l'air. — Le tétanos est une affection virulente, essentiellement transmissible; l'air semble être un facteur important de la contagion.

En soumettant des animaux à l'influence des poussières d'une salle d'hôpital, MM. Chantemesse et Widal ont pu tétaniser des animaux.

III. — Moyens d'éviter la transmission des maladies par l'air.

De même qu'il y a plusieurs causes d'infection de l'air, de même il y a plusieurs moyens à mettre en pratique pour combattre la viciation de l'air.

L'impureté due aux matières minérales et organiques est combattue par l'hygiène industrielle ; celle qui est causée par les germes vivants sera supprimée par la désinfection et l'aération.

1° Impureté due aux matières minérales et organiques. — Hygiène industrielle. — L'hygiène industrielle combat cette cause de viciation de l'air en surveillant l'installation des ateliers, en ordonnant une bonne ventilation, en prescrivant les pro-

(1) Proust, *La défense de l'Europe contre la peste*, 1897.

cédés les moins dangereux pour le maniement des substances nuisibles, en indiquant des précautions prophylactiques, auxquelles doivent se soumettre les ouvriers.

Un décret du 10 mars 1894 prescrit le nettoyage par voie humide du sol des ateliers, avant l'arrivée des ouvriers.

Dans les ateliers où l'on manie le mercure, on devra répandre du chlorure de chaux qui, en se combinant avec les vapeurs mercurielles, préviendra leur nocivité.

Sans passer en revue les différentes industries dangereuses pour la santé des ouvriers, et les différentes pratiques nécessaires pour diminuer leur nuisance, ce qui constitue une question fort intéressante, mais trop vaste pour être traitée ici, je donnerai simplement deux exemples.

A. — Pour l'assainissement de la fabrication des allumettes, on peut employer trois sortes de remèdes :

1° Suppression du phosphore blanc ;

2° Emploi de machines automatiques closes ;

3° Assainissement des locaux.

La première question a été étudiée dernièrement par une commission spéciale présidée par M. Schlœsing, et les résultats en ont été très satisfaisants. Il ne reste plus qu'à les appliquer à la pratique courante et à faire passer dans nos mœurs l'usage des allumettes au phosphore rouge.

Les machines automatiques closes donnent en Amérique d'excellents résultats; mais les brevets pris par les inventeurs les rendent presque inabordables par leurs prix aux usines françaises. Il faut attendre que les ingénieurs français aient trouvé à les remplacer par d'autres machines équivalentes.

L'assainissement des locaux est le remède urgent à appliquer. On doit pratiquer dans les ateliers une ventilation très énergique, donner aux ouvriers un vestiaire sain, un lavabo hygiénique et un réfectoire à l'abri des vapeurs de phosphore.

Enfin, la commission signale, comme mesure prophylactique excellente, le déplacement des ouvriers d'un service à l'autre, de façon à leur permettre de vivre pendant quelques mois à l'air, après avoir respiré pendant un certain temps les vapeurs toxiques.

B. — Les ouvriers qui sont le plus souvent frappés d'empoisonnement saturnin sont ceux que le travail expose aux poussières plombifères et ceux qui ont des contacts directs avec des préparations plombiques; toutefois l'absorption des poussières plombifères est infiniment plus dangereuse que le contact. Pour éviter aux ouvriers, dans la mesure du possible, les dangers qu'offre cette industrie, il faudra donc diminuer, autant qu'il se pourra, la quantité de poussière; or il a été reconnu que le maniement de la céruse humide ou mélangée à l'huile dégage moins de poussières qu'à l'état sec; par suite, l'absorption sera moins considérable, et l'intoxication aura moins de chance de se produire.

Mais, si perfectionnée que soit la méthode industrielle, elle offre encore des chances d'infection, chances que des mesures sanitaires particulières peuvent encore diminuer. Ainsi, à la sortie des ateliers, les ouvriers devront se tremper les mains dans des solutions faibles de sulfure de sodium ou de calcium et les frotter ensuite avec du sable argileux; puis se laver les mains, la figure, la bouche, les narines. S'il est nécessaire de se laver parfaitement les mains, le visage, il faut en outre surveiller la propreté des vêtements. Dans les fabriques modèles, tout ouvrier doit recevoir en entrant une blouse qu'il quitte en sortant.

Un ouvrier qui sort de la fabrique, les mains, la face et les vêtements chargés de toxiques, continue d'absorber, en respirant et en prenant ses aliments, les poudres plombifères qui n'étaient encore que déposées sur sa peau et ses habits (1).

Ce sont là autant de précautions qui diminuent les chances de réceptivité de l'intoxication.

Ce qui est vrai pour les industries du phosphore et du plomb l'est aussi pour toutes les industries dans lesquelles les ouvriers manient des matières nuisibles à la santé, et l'hygiène prophylactique

(1) Arm. Gautier, *Le cuivre et le plomb dans l'alimentation et l'industrie.* Paris, 1882.

des intoxications industrielles comprendra donc :

1° L'emploi des procédés qui donneront le moins de chances d'infection;

2° Des pratiques de propreté chez tous les ouvriers maniant des substances toxiques.

2° Infection par les germes vivants. — Désinfection. — Les bacilles des maladies contagieuses peuvent, comme nous l'avons vu, se répandre dans l'air et le rendre un milieu infectant.

L'air, au contact des déjections, des crachats, des desquamations des malades, se charge de bacilles qu'il tient en suspension et qui, au contact d'un terrain propice à la culture, passent dans l'organisme, s'y développent et y produisent la contagion.

La prophylaxie des maladies évitables exige donc d'éviter autant que possible l'infection de l'air, de faire une désinfection rigoureuse, partout où il y aura eu des maladies contagieuses. L'infection de l'air se faisant par les déjections, les crachats et les desquamations des malades, c'est à ces trois agents de transmission qu'il faut appliquer la désinfection.

I. Déjections. — Les déjections sont surtout en cause pour la fièvre typhoïde et le choléra.

En tous temps, les déjections des personnes saines seront reçues dans des water-closets hygiéniquement construits, surveillés et bien entretenus; il faudra veiller à ce que les tuyaux des fosses ne présentent pas de fissures, par où pourraient se produire des émanations de gaz nuisibles.

Les déjections des malades seront reçues dans des vases contenant un antiseptique et déversées ensuite dans les water-closets, également avec une solution antiseptique.

En temps d'épidémie, il sera particulièrement nécessaire de ne négliger aucune de ces pratiques, il vaudra mieux les exagérer que risquer de ne pas en faire assez.

II. Crachats. — Lorsqu'il s'agit de maladies à expectoration, les déjections deviennent des causes d'infection moindre, mais les crachats tiennent alors la première place parmi les agents contagionnants.

En effet, si la tuberculose se transmet par l'air, ce n'est pas l'haleine du tuberculeux qui infecte l'air. L'air, expiré par le tuberculeux, n'est pas par lui-même infectieux, il ne le devient qu'au contact des crachats. C'est la virulence du crachat, qui, en se desséchant, met en liberté les bacilles de Koch qu'il contenait. Ceux-ci se répandent dans l'air et envahissent, par son intermédiaire, les terrains favorables à leur culture.

La pneumonie semble contagieuse et les crachats, par leurs organismes pathogènes spécifiques, sont les agents les plus habituels du contage ; la contagion est même possible après la guérison de la pneumonie (Dieulafoy).

Comme il existe bien des gens qui ont la mauvaise habitude de cracher partout et souvent, et que, en particulier, les tuberculeux ne font pas exception, et comme, d'autre part, on ne fait rien ou à peu près rien, jusqu'à présent du moins, pour annihiler la virulence des crachats, il n'est pas étonnant de constater l'envahissement toujours croissant de la tuberculose ; pourtant on pourrait enrayer cet envahissement, avec quelques mesures de désinfection et quelques règlements d'hygiène bien appliqués.

D'ailleurs le tuberculeux est un malade d'autant plus dangereux que sa maladie, au début du moins, ne le force pas au repos et à l'immobilité, et que dans la plupart des cas, il continue à vivre comme tout le monde, à travailler dans un atelier ou dans un bureau ; il ne cesse donc d'infecter tous ceux qui l'approchent, il sème le bacille de Koch partout où il passe, c'est un foyer d'infection ambulant.

Puisque l'air ne transmet la tuberculose qu'autant qu'il se trouve en contact avec des crachats de tuberculeux, la prophylaxie se résume à ceci : plus de crachats se desséchant à l'air libre, et partant, plus d'air infecté par les bacilles de Koch, et diminution sensible de la contagion tuberculeuse.

Mais ce qui semble si facile en théorie est difficile en pratique, parce que d'abord peu de personnes connaissent le rôle des crachats dans la contagion et par conséquent n'y attachent pas d'importance ;

parce que ensuite l'homme aime la liberté et admet difficilement une réglementation dont il ne comprend pas l'utilité, surtout lorsqu'elle vise des actes privés qui ne lui paraissent pas gêner ses semblables.

Toutefois un certain nombre de mesures peuvent être prises pour assurer la diminution de ce mode d'infection, essentiellement évitable.

1° *Défense de cracher.* — Il faudrait défendre de cracher dans les lieux publics (théâtres, cafés, églises, bureaux d'administration, ateliers, voitures et chemins de fer) ; on y défend bien de fumer, pourquoi ne pourrait-on pas défendre de cracher?

2° *Usage des crachoirs.* — Il serait utile de répandre l'usage des crachoirs renfermant une solution antiseptique. Il existe bien des établissements, spécialement construits pour recevoir les déjections, dans les meilleures conditions de propreté et de salubrité, pourquoi l'usage des crachoirs entrerait-il plus difficilement dans les mœurs ? Comme toutes les innovations, il entraînerait bien des réclamations, mais les heureux résultats que donnerait cette pratique, seraient les meilleures preuves de son utilité.

Il faut se servir de crachoirs, contenant une certaine quantité de liquide antiseptique, et non des matières pulvérulentes telles que du sable, du son, des cendres: dans les rares endroits, où j'ai vu employer des crachoirs, j'ai constaté que l'on utilisait précisément ces matières pulvérulentes, sauf dans les hôpitaux. Il est presque plus mauvais pour la prophylaxie, de se servir de crachoirs renfermant des matières pulvérulentes que de ne pas en avoir; car ce qui est dangereux dans le crachat, c'est le dessèchement; or le mélange avec des matières pulvérulentes a au contraire pour résultat d'activer le dessèchement et de permettre aux mouvements de l'air de soulever des parcelles des expectorations en même temps que ces matières elles-mêmes.

Il est donc nécessaire de recevoir les expectorations dans un liquide, de façon à empêcher le dessèchement avant le moment de s'en débarrasser; on videra les crachoirs dans les water-closets et on les nettoiera journellement à l'eau bouillante. Mais jamais il ne faudra les déverser sur les fumiers ni dans les cours ou les jardins.

M. le Dr Cornet a établi, par des expériences, qu'il n'y a pas de bacilles dans l'air des salles de tuberculeux, crachant dans un crachoir à liquide antiseptique.

M. le Dr Thoinot, chargé par la Commission de la tuberculose, d'établir le matériel de la désinfection des crachats dans les hôpitaux de Paris, a demandé : un crachoir individuel par malade, un crachoir dans les salles et couloirs, et un appareil stérilisateur des crachoirs.

Chaque crachoir est rempli au tiers environ d'une solution phéniquée à 5 p. 100 colorée.

Le stérilisateur des crachoirs, construit par Lequeux, se compose essentiellement d'une chaudière en cuivre, au fond de laquelle on verse un peu d'eau, destinée à être vaporisée au moyen d'un brûleur à gaz.

Cet appareil assure la désinfection par la vapeur à 100° des crachats tuberculeux (1).

Malgré la grande supériorité des crachoirs à liquides, il est des cas où leur emploi est difficile ; on peut alors, à défaut de mieux, se contenter de crachoirs à sable humide.

Au 5e régiment du Génie, M. le médecin-major Landriau a obtenu du commandement l'établissement de crachoirs salubres.

Dans tous les escaliers, dans toutes les chambres, on a placé de nombreux crachoirs, contenant du sable rendu humide à l'aide d'une solution d'acide phénique. Ces crachoirs sont régulièrement vidés, et renouvelés, et il est interdit sous peine de punition de cracher ailleurs que dans les crachoirs.

Malheureusement cette excellente mesure n'existe pas dans tous les régiments, car ces précautions sont laissées à l'initiative privée ; aucun décret n'établit une règle générale.

(1) Thoinot, *La lutte contre la tuberculose, organisation dans les hôpitaux d'un service pratique de désinfection des crachats* (*Ann. d'hyg.*, décembre 1897).

Ainsi au 124e régiment d'infanterie, il y a bien des soi-disant crachoirs, mais ce qu'on y appelle un crachoir est plutôt une boîte à ordures; on y dépose tous les détritus, toutes les poussières de la chambre; c'est un véritable nid à microbes; mieux vaudrait n'en pas avoir.

Cette question de la prophylaxie des crachats de tuberculeux et en général de malades atteints d'affections expectorantes conduit à parler de la communication que M. Vallin a faite à la Société de médecine publique et d'hygiène professionnelle, le 25 mars 1896, sur l'utilité d'un crachoir de poche (1).

L'emploi de crachoirs de poche permettrait aux phtisiques et à tous les catarrheux d'expectorer, sans danger pour leurs voisins.

L'appareil qu'il a proposé est en verre bleu, muni d'une soupape à ressort.

L'idée est excellente en soi; elle supprime l'emploi du mouchoir, comme crachoir, usage déplorable au point de vue prophylactique; le mouchoir en effet favorise le dessèchement des crachats, et chaque fois que le tuberculeux déplie son mouchoir, il met en liberté les bacilles de Koch qu'il renfermait et les répand autour de lui; mais actuellement il est encore difficile de faire entrer l'usage de

(1) Vallin, *Crachoir de poche* (*Ann. d'hyg.*, 1896).

cet instrument dans la pratique, parce que le public n'en comprend pas l'utilité.

Pourtant à l'étranger, le crachoir portatif est employé dans presque tous les sanatoria; beaucoup de malades l'ont adopté, même en dehors de ces établissements.

Dans certaines localités d'Allemagne, où la mortalité par tuberculose atteignait de 4, 8 à 7 p. 1000 habitants, cette mortalité a diminué, depuis la défense de cracher sur le sol, et l'emploi des crachoirs portatifs, varie entre 2,8 et 4,8.

En France seulement, on n'y a pas encore eu recours.

On prétextera sans doute qu'il est mauvais de révéler aux malades qu'ils sont phtisiques; mais on peut se passer de cet aveu; il suffit, comme l'a conseillé M. Armaingaud, de déclarer que toutes les expectorations sont dangereuses, aussi bien celles des catarrheux, des simples bronchitiques que celles des tuberculeux.

3° *Prophylaxie générale des crachats.* — Il est évident que ces mesures générales de prophylaxie publique devraient être appliquées par chacun en particulier, dans son habitation.

Un progrès s'est déjà fait sentir, puisqu'il est interdit de cracher dans les omnibus, dans les wagons de chemins de fer; mais l'interdiction est faite sans sanction; il y a encore bien des personnes qui ne s'occupent guère de la défense, qui d'ailleurs est souvent édictée de façon peu visible.

Depuis trois ans, il y a en Australie une loi, qui punit d'une amende de deux francs tous ceux qui crachent dans un lieu public.

En Amérique, il existe une sanction analogue :

Un citoyen de San Francisco, qui avait été une première fois arrêté et condamné à 25 francs d'amende pour avoir craché sur le parquet d'un tramway, a été arrêté pour le même délit et condamné à 24 heures d'emprisonnement.

L'ordonnance suivante promulguée par le Conseil de santé du village de Saranac Lake, New-York, peut être proposée aux hygiénistes comme le règlement idéal en matière d'hygiène « sputative ».

Attendu que les matières expectorées par les personnes atteintes d'une maladie quelconque des voies respiratoires, poumons, gorge, bouche et nez, contiennent des germes capables de transmettre la même maladie aux autres personnes.

Le Conseil de santé du village de Saranac Lake déclare expressément que le rejet au hasard de ces matières dans des endroits où la maladie pourrait être communiquée aux personnes saines est un danger pour la santé publique et, pour ce motif, adopte les prescriptions suivantes :

Art. I. — A toute personne qui expectore en raison de quelque maladie des voies respiratoires, il est formellement interdit de cracher sur le parquet des maisons, églises, écoles, magasins, dans les promenades, ou dans tout autre endroit où les matières expectorées pourraient transmettre la maladie.

Art. II. — Toute personne qui transgressera le premier

article de cette ordonnance sera passible d'une amende n'excédant pas 5 dollars (25 francs) pour une première infraction, et 25 dollars pour une infraction ultérieure.

Nota. — Les hôtels, auberges et maisons meublées devront être munis de crachoirs, pour l'usage de leurs hôtes.

Les crachoirs devront être désinfectés chaque jour et contenir une certaine quantité d'une solution antiseptique.

Les personnes qui auront besoin d'expectorer dans la rue devront être munies de petites pièces d'étoffe qui, après usage, devront être conservées et brûlées dans le plus bref délai possible. Des morceaux de papier chinois ou de papier à toilette répondent à ce besoin. Le fait de jeter ces papiers, sans les brûler, après s'en être servi, sera regardé comme une violation de l'ordonnance.

On ne devra jamais se servir de mouchoirs pour recevoir les matières expectorées.

Si on le fait, les mouchoirs devront être bouillis ou lavés dans une solution antiseptique, dans le plus bref délai, avant d'être envoyés au blanchissage.

On objectera peut-être que la réalisation de ce projet est impossible. A première vue, sans doute, la mise en pratique paraît difficile, mais si l'on commençait par expliquer au public pourquoi il est défendu de cracher, ceux que les convenances ne touchent pas ou qui méconnaissent la propreté et qui par conséquent considéreraient cet avis comme inutile, comprendraient peut-être si au lieu de leur dire simplement : « Il est défendu de cracher » comme on dit « Il est défendu de fumer », on leur montrait que c'est un moyen de protéger la santé publique et en particulier leur propre santé. En ne s'adressant plus aux convenances ni à la propreté, mais à la santé, ils comprendraient sans doute, car tout ce qui touche à la santé intéresse l'homme. Enfin tout le monde aurait tendance à faire respecter la défense, puisque chacun y trouverait son profit.

Il y a quelques mois à Londres, deux infirmières causaient dans un omnibus. L'une raconta à l'autre qu'elle était attachée au service des varioleux et qu'elle venait de quitter l'hôpital, après avoir passé trente-six heures auprès de ses malades. A ces mots, un voyageur fit arrêter l'omnibus ; un policeman fut requis, et, ayant reçu les déclarations des voyageurs, il envoya la voiture au plus prochain poste de police, où elle fut soumise à une désinfection complète.

Les voyageurs rédigeaient en même temps une requête, à l'effet d'obtenir que l'usage des omnibus soit désormais interdit aux infirmières des hôpitaux.

Cet exemple permet de bien augurer de la façon dont le public ferait respecter l'ordonnance défendant de cracher, s'il connaissait son utilité ; ce qu'il a fait pour la variole, qu'il sait être contagieuse, il n'hésiterait sans doute pas à le faire également pour les crachats, s'il les savait capables de transmettre des maladies à expectoration.

En tous cas, en attendant qu'une mesure générale prescrive cette pratique prophylactique, l'application individuelle peut déjà donner des résultats satisfaisants.

III. Désinfection générale mieux appliquée. — La désinfection des appartements habités par des malades atteints d'affections contagieuses et des objets qui leur appartiennent a fait de grands progrès, dans ces dernières années, depuis l'application de la loi du 30 novembre 1892, qui rend obligatoire la déclaration des maladies contagieuses et qui oblige à la désinfection consécutive.

Cette pratique excellente, qui donne déjà de bons résultats, pourrait en donner de bien meilleurs, si elle était mieux appliquée et plus étendue.

Dès qu'une maladie contagieuse est signalée dans une maison, immédiatement les désinfecteurs sont avertis, ils se rendent au lieu indiqué et là, ils font la désinfection sur place des appartements; ils emportent à l'étuve tous les objets transportables.

Toutefois, même lorsqu'elle est pratiquée par les désinfecteurs officiels, la désinfection est souvent mal faite, elle donne alors une sécurité dangereuse. L'observation suivante, rapportée par M. de Pradel, en est la preuve :

« Dans un local, un enfant est atteint de la diphtérie. Il guérit. L'appartement est désinfecté, tant bien que mal, par les parents du malade, qui, quelque temps après, déménagent et vont habiter ailleurs.

Un nouveau locataire prend possession du logement; et deux ans après, un de ses enfants est atteint de diphtérie. Il meurt. Les désinfecteurs de la ville pratiquent les pulvérisations au sublimé; les objets ayant appartenus au malade sont brulés.

« Peu de temps après, un nouveau cas de diphtérie se produit dans l'appartement; une nouvelle désinfection est faite par le service municipal.

« Un troisième locataire vient occuper le même local; trois mois après, un des enfants est atteint de diphtérie, il meurt; le service municipal opère encore une fois la désinfection ».

Il en résulte donc que les deux premières désinfections avaient été mal faites; je ne parle pas de celle qui a été faite par les premiers locataires eux-mêmes, qui évidemment avait dû être très sommaire.

J'ai vu, pendant mon année de service militaire, deux épidémies de rougeole.

Dans l'une, au 124e régiment d'infanterie à Laval, il y a eu 30 malades environ, tous casernés dans des chambres voisines.

Comme désinfection, on se contentait de désinfecter la literie le jour où le malade entrait à l'hôpital.

L'autre épidémie, au 5e génie à Versailles, ne mérite même pas le nom d'épidémie, puisqu'il n'y eut que quatre cas.

La désinfection fut autrement sérieuse. Dès l'apparition de la rougeole, M. le Dr Landriau fit pratiquer la désinfection de la literie des malades, désinfecter les chambres, en pulvérisant les parquets au sublimé, et en blanchissant les murs à la chaux phéniquée.

La différence d'intensité des deux épidémies est certainement expliquée par la différence de désinfection. S'il était un endroit où logiquement la rougeole devait se propager plus vite, c'était à Versailles, car la caserne était une vieille construction, tandis qu'à Laval elle était beaucoup plus moderne.

IV. Maladies nécessitant la désinfection. — La liste des maladies contagieuses, à la suite desquelles la désinfection est obligatoire, n'est pas assez étendue. Elle devrait comprendre toutes les maladies microbiennes, puisque toutes les maladies microbiennes sont contagieuses ; en tous cas, il en est une qui par sa fréquence et ses nombreux ravages, impose absolument la désinfection, c'est la tuberculose. Il est démontré d'une façon évidente que la tuberculose est contagieuse, que les tentures, les tapis d'une chambre de tuberculeux contiennent des bacilles aptes à tuberculiser les terrains favorables à la culture ; la démonstration expérimentale a été faite sur des animaux, la clinique en donne des exemples journaliers.

Malgré cela, on n'exige pas encore la désinfection des appartements occupés par des tuberculeux ; on a constaté des successions de contagion tuberculeuse, dans une chambre contaminée, et on ne cherche pas à mettre un frein à cette longue série de crimes, car ce sont des crimes, puisque l'on connaît le moyen d'empêcher ces morts prématurées et que volontairement on ne fait rien pour les prévenir.

En mars 1896, M. Leroy des Barres a de nouveau insisté sur la nécessité de faire entrer la tuberculose dans la liste des maladies contagieuses à déclaration et à désinfection obligatoires.

On lui a objecté que la désinfection chez les tuberculeux devrait se faire non après le décès, précaution un peu illusoire, puisque c'est l'expectoration surtout qui est dangereuse, mais pendant toute la durée de la maladie, et une fois par semaine au moins. Or, dit-on, rendre la désinfection obligagatoire, ce serait au moins quintupler les opérations du service de la désinfection ; mais ne vaut-il pas mieux développer ce service et épargner la morbidité et la mortalité humaines ? Il est préférable de dépenser un peu plus pour éviter les maladies, que de reculer devant de nouveaux frais, quitte à laisser la contagion faire des progrès.

Les commissions d'hygiène font tous leurs efforts pour obtenir la désinfection dans les cas de tuberculose ; mais ces efforts restent sans résultat : voici d'ailleurs le vœu récemment émis par la commission d'hygiène du cinquième arrondissement de Paris, qui doit être adopté par tous ceux qui ont souci de la santé publique :

1° La tuberculose doit être regardée comme une maladie endémique, contagieuse au premier chef;

2° Il est facile, dans une famille aisée, de demander, à l'occasion de cette maladie, la désinfection, qui ne sera jamais refusée;

3° Mais la plupart des tuberculeux habitant de pauvres logements, la désinfection ne sera faite que si elle est rendue obligatoire;

4° Il y a donc lieu d'assimiler la tuberculose aux autres maladies contagieuses et de la soumettre à la désinfection obligatoire.

La Commission de la tuberculose a émis en 1897, les conclusions suivantes :

1° La substitution du lavage des parquets au balayage à sec et au cirage qui souillent l'atmosphère de germes pathogènes et créent ainsi la contagion;

2° Le recueil et la désinfection des crachats;

3° La désinfection de tous les objets, à l'usage des malades;

4° La réforme du mobilier des salles de malades;

5° L'habillement des malades qui laisseront à l'entrée du service tous leurs vêtements pour être soumis à l'étuve.

Le collège médical de Hambourg a publié en 1896, sous forme d'une petite feuille distribuée gratuitement une instruction populaire pour éviter la tuberculose :

1° La tuberculose fait mourir chaque année plus d'individus que toute autre maladie; à Hambourg ses victimes dépassent chaque année le chiffre de 1500. Il n'est pas de maladie qui nuise plus aux forces et à la prospérité du peuple.

2° Cette affection frappe le plus souvent les poumons. Mais elle peut atteindre encore d'autres organes et en particulier les glandes, les os, les articulations. Ces différentes formes de la tuberculose peuvent se compliquer ultérieurement de phtisie pulmonaire.

3° La maladie est contractée par l'homme sain de deux façons principales, par l'expectoration d'individus atteints de tuberculose pulmonaire (phtisie pulmonaire) et par le fait de vaches tuberculeuses.

Après l'introduction du germe de la maladie, il se passe des mois, quelquefois des années avant que se manifestent les conséquences de la contagion.

4° La contagion par l'expectoration peut avoir lieu directement par la toux. Bien plus souvent l'expectoration contagionne de la façon suivante : projetée sur le sol, les murs, les mouchoirs, les vêtements, les meubles, elle sèche, se réduit en poussière respirée par les individus bien portants.

Les enfants sont particulièrement exposés au danger, non seulement parce que la réceptivité pour la maladie est très grande à leur âge, mais parce que, jouant souvent par terre et habitués à porter à leur bouche leurs mains sales et leurs jouets, ils sont plus facilement en contact avec l'expectoration réduite en poussière.

La réceptivité s'accroît quand l'organisme est affaibli par une cause quelconque (accouchement, maladie et chez les enfants, en particulier pendant la rougeole et la coqueluche).

Les germes de la maladie peuvent pénétrer chez les gens sains, par toutes les petites plaies (éruptions humides de la peau, écorchures dues à la présence de parasites, dents malades).

5° **Pour diminuer la contagion par l'expectoration, il est nécessaire que tout individu atteint de toux place sa main devant sa bouche, quand il tousse, et qu'il ait soin de cracher dans un crachoir ou un vase spécialement destiné à cet usage.**

Les gens bien portants qui ont à s'occuper de personnes atteintes de la poitrine doivent veiller à ce que cette prescription soit exactement remplie.

Tout tuberculeux qui manque à la prescription précédente compromet la santé de son prochain et surtout celle de sa famille qui habite avec lui.

Un phtisique qui exécute soigneusement cette prescription n'est pas dangereux pour son entourage.

6° Il est à recommander de placer des crachoirs dans tous les locaux où il vient beaucoup de monde ; ils sont nécessaires partout où se trouvent des tuberculeux.

Pour remplir les crachoirs on se servira de préférence de sciure de bois humide, ou mieux d'eau antiseptique.

Le contenu des crachoirs, doit être souvent renouvelé ; on le brûlera si possible, mais on ne le jettera jamais avec les balayures. Les crachoirs remplis d'eau seront vidés aux cabinets.

7° Les vêtements, linges et effets souillés par l'expectoration des phtisiques doivent être soigneusement lavés ; le mieux est de les faire bouillir ou de les désinfecter.

8° Dans les locaux où se tiennent des phtisiques, il faut maintenir une propreté rigoureuse, une aération large et faire pénétrer le soleil autant que possible ; en particulier, on combattra la poussière, en essuyant fréquemment avec un linge humide.

Les locaux où des phtisiques ont longtemps vécu ou sont morts, doivent être désinfectés.

On ne doit pas s'emménager dans un appartement où vient d'habiter un phtisique, avant qu'il soit désinfecté.

(Les désinfections sont faites par le service de l'État moyennant une taxe modérée fixée par un tarif. Elles sont gratuites quand elles sont faites sur la demande d'un médecin des pauvres ; dans les autres cas, les officiers de police peuvent, après constatation de l'indigence, diminuer la taxe ou la supprimer. Les demandes de désinfection sont reçues dans tous les postes de police).

9° Les phtisiques ne doivent pas partager le lit d'individus bien portants ; les enfants doivent être éloignés de la chambre des phtisiques.

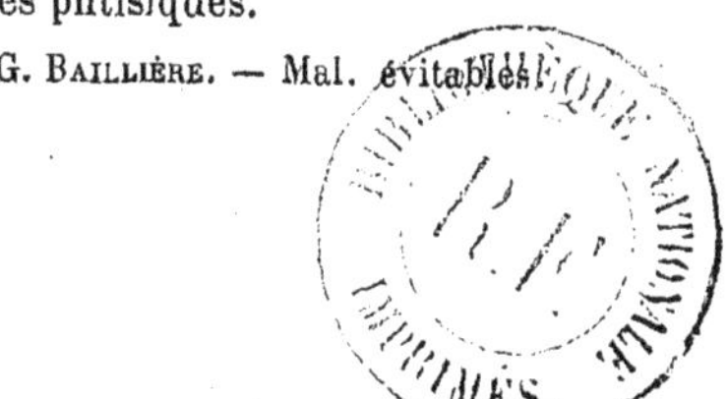

Si des phtisiques ont à manier des produits alimentaires ou des vêtements, si des phtisiques vivent habituellement avec des gens sains (dans les écoles, bureaux, ateliers, fabriques), les directeurs de ces maisons, écoles, bureaux, ateliers, doivent leur imposer d'une manière spéciale l'observation de la prescription du paragraphe V et veiller à une stricte propreté.

10° Les femmes tuberculeuses ne doivent pas allaiter d'enfants.

11° La tuberculose des bovidés est une maladie très répandue aux environs de Hambourg ; elle est souvent difficile à reconnaître. Comme les germes de la maladie passent souvent dans le lait des vaches, il faut faire bouillir le lait avant de le consommer.

12° On peut d'autant plus espérer le rétablissement des tuberculeux qu'ils se sont soumis plus tôt au traitement médical (1).

V. Lieux a désinfecter. — 1° *Voitures.* — Il arrive constamment que des voitures qui ont transporté des malades atteints de maladies contagieuses, soient occupées quelques instants après par des personnes bien portantes qui auront ainsi de nombreuses chances de recueillir le germe de la contagion.

Témoin, l'observation suivante :

« Une dame prend avec deux petits enfants une voiture de place. Au bout de deux heures environ, elle rentre chez elle : « Ah ! les jolis enfants, dit le cocher pendant qu'on le paie, comme ils ont l'air bien portants ! Ce n'est pas comme le pauvre petit

(1) *Münch. med. Wochen.*, n° 37 et *Bulletin médical.*

que j'ai conduit à l'hôpital avant de vous prendre et qui râlait si fort sur les genoux de sa mère que je l'entendais de mon siège ». Dès le soir, les « deux jolis enfants » étaient pris du croup, tous deux mouraient le lendemain ».

Il est vrai que depuis ces dernières années, on a établi des voitures-ambulances, destinées à transporter les malades dans les hôpitaux ; on a en outre prescrit la désinfection des voitures qui transportent des malades ; mais cette prescription n'est guère appliquée.

En principe, il y a en permanence, à la porte de chaque hôpital, à Paris, un gardien de la paix qui surveille les voitures amenant des malades ; il les empêche de partir, avant de savoir le diagnostic de la maladie. Si on est en présence d'une maladie contagieuse, il fait désinfecter la voiture. Le principe est bon en soi, mais il est mal appliqué.

D'abord, l'agent de service est rarement à son poste. Lorsque j'étais stagiaire à l'hôpital Necker, je passais tous les matins devant l'hôpital des Enfants-Malades, j'ai remarqué souvent l'absence de l'agent de police et j'ai vu des voitures amener des malades et repartir immédiatement sans qu'on les soumette à la moindre formalité sanitaire.

En outre, lorsque la désinfection est faite, elle est très sommaire.

Enfin les mesures prises n'ont en vue que la

désinfection des voitures après transport à l'hôpital, mais on ne s'occupe pas des voitures dans lesquelles les convalescents font leurs premières sorties; ils portent souvent encore à ce moment le germe de la contagion et par suite ils infectent les voitures. La surveillance est difficile, il est vrai, mais le danger n'en existe pas moins.

2° *Habitations.* — A. *Maisons particulières.* — Puisque la désinfection bien exécutée empêche la contagion par l'air, dans les maisons, il faut la pratiquer, après toutes les maladies contagieuses.

Les observations de contagion, en particulier de la tuberculose, par les appartements, sont nombreuses; nous en avons cité plusieurs; on pourrait en trouver beaucoup d'autres; si la désinfection systématique était mise en pratique, on ne verrait pas des appartements occupés par des tuberculeux, rester infectés et faire longtemps après de nombreuses victimes.

On a dit que, dans le cas particulier, l'intérêt serait surtout de désinfecter l'appartement pendant la maladie, puisque les crachats sont les agents contagionnants; mais s'il peut paraître difficile de mettre cette mesure en pratique, la désinfection *post mortem* n'en reste pas moins préférable à l'abstention absolue.

Il faut reconnaître que, depuis trois ans, la pratique de la désinfection des maisons entre dans les mœurs; mais elle est encore trop rare.

Il est triste de voir avec quelle insouciance, on s'installe dans une maison, sans se préoccuper jamais de savoir si les gaz de l'égout ne refluent pas à l'intérieur, si les fosses d'aisance sont en bon état, s'il n'y a pas de causes d'insalubrité, s'il n'y a pas eu de malades dans l'appartement. On songe à la décoration, on oublie l'assainissement; si les murs sont sales, immédiatement on les cache avec un papier neuf, sans penser aux nombreux microbes qui doivent accompagner la saleté, on ne s'occupe que de ce qui se voit ; le microbe est invisible, on le néglige. Propriétaires et locataires s'ingénient à trouver des papiers « peu salissants », suivant l'expression consacrée, c'est-à-dire des papiers capables d'emmagasiner la poussière et les microbes, sans rien laisser paraître. Les papiers riches, comme les papiers « peu salissants », sont tous anti-hygiéniques, tous des nids à microbes.

Lorsque dans les logis d'indigents, on voit le papier humide, décollé, déchiré, pendant en loques, on peut se demander ce qu'il doit renfermer de matières organiques, de miasmes, de microbes.

Ce qui ne devrait pas être toléré, c'est la transmission de ce foyer nuisible à tous ceux qui viennent successivement occuper le même logement.

Il faudrait faire accepter la substitution de la peinture à l'huile au papier, ce qui permettrait un lavage efficace, à chaque changement de locataire.

Il existe, en Angleterre, une association pour la surveillance sanitaire des maisons ; M. Vallin a émis souvent le vœu de voir en France une création analogue ; il voudrait que « tout propriétaire soumette à chaque locataire ou acheteur un état de lieux sanitaire, faisant connaître la disposition complète et rigoureuse de la canalisation. Ce plan indiquerait aussi la disposition des cheminées, de leurs conduits et de leurs prises d'air, la profondeur et le mode de construction des puits, fontaines, citernes ; il donnerait enfin des renseignements sur la provenance supposée de la source et de la nappe d'eau captée, sur la canalisation destinée à l'eau de boisson dans ses rapports avec le voisinage des eaux ménagères et des fosses d'aisance.

Il est certain que la surveillance sanitaire des maisons, telle que l'a souhaitée M. Vallin, rendrait d'utiles services à la prophylaxie des maladies évitables.

D'ailleurs elle est en voie d'exécution ; le service des casiers sanitaires des maisons qui a commencé à fonctionner à Paris vers le 20 juin 1894 en est un commencement de réalisation. Depuis le mois de janvier 1894 jusqu'au 1er décembre 1895, il avait recueilli 19 136 descriptions d'immeubles et avait constitué déjà 92 400 dossiers. Il est à souhaiter que l'établissement du casier sanitaire soit achevé dans un bref délai.

C'est un moyen d'informations mis à la disposition de tous les services de l'administration ; ce sont les Archives sanitaires de Paris.

Il serait en outre utile de rendre obligatoire la désinfection des appartements, à chaque changement de locataire. En effet le locataire qui a précédé pouvait être un tuberculeux au début, il pouvait déjà cracher et semer autour de lui des bacilles de Koch, sans avoir encore été arrêté dans sa vie journalière et sans avoir encore consulté un médecin ; personne ne pouvait donc supposer qu'il fut une cause de contagion.

Le contrôle serait assez facile, car l'administration sait toujours quand un locataire quitte un appartement, par les déclarations de vacances aux contributions.

Même lorsque la désinfection serait inutile, au point de vue de la contagion, elle deviendrait alors simplement un nettoyage plus complet que celui que l'on pratique d'habitude, et l'inconvénient n'en serait pas bien considérable.

D'ailleurs, on a rendu obligatoire le nettoyage extérieur des maisons, tous les dix ans, on tend à l'étendre aux cours intérieures ; la désinfection des appartements serait le complément naturel de ces mesures de propreté et d'assainissement.

En tous cas, en attendant que cette pratique devienne exigible, il me semble que tous ceux qui ont souci de leur santé et de celle de leur famille auront intérêt à y recourir.

Malheureusement tant qu'elle sera facultative, il n'y aura que les riches et les aisés qui emploieront cette mesure sanitaire; les ouvriers et les pauvres la négligeront, et pourtant ce sont eux qui en tireraient le plus grand profit, par cela même qu'ils se trouvent toujours dans des conditions hygiéniques moins bonnes, puisqu'aux germes pathogènes s'ajoute pour eux un autre élément de morbidité, l'encombrement.

Mais il ne suffit pas de faire la désinfection dans un appartement avant de s'y installer, il faut le maintenir sain, et il est de toute importance de surveiller spécialement l'air des chambres à coucher où l'homme passe la moitié de sa vie.

Une propreté rigoureuse, une aération journalière et abondante seront des mesures sanitaires aussi élémentaires qu'utiles, que l'on complètera, en évitant d'y installer des poêles d'où émanent des gaz toxiques.

Il sera également bon d'y séjourner le moins possible, en dehors des heures de sommeil, de façon à ne pas vicier l'air, et en tous cas, lorsqu'on ne peut faire autrement que de s'y tenir, il faudra renouveler l'air avant de se coucher.

Une maison salubre sera donc bien éclairée, bien aérée, les chambres y possèderont un cube d'air suffisant, les cabinets d'aisance seront rendus inoffensifs, les eaux ménagères s'écouleront facilement.

Il faut avouer que, dans un grand nombre d'immeubles parisiens, même nouvellement construits, beaucoup de ces conditions primordiales de salubrité ne sont qu'incomplètement remplies ; dans les maisons anciennes, les odeurs et les émanations sont souvent insupportables et deviennent une cause permanente de danger pour la santé publique.

A Londres, dans une rue du district de Saint-Gilles, se trouvait un îlot de maisons, remarquables par la grande mortalité qui y régnait ; la fièvre typhoïde y était en permanence. Les autorités ont exproprié l'îlot, des maisons salubres ont été construites. Depuis ce moment, la mortalité qui était, avant 1889, de 50 à 60 p. 1000 est descendue à 17 p. 1000.

Malheureusement il existe encore dans les quartiers populeux des grandes villes de nombreuses habitations d'une insalubrité notoire. Les habitants qui s'y risquent, alléchés par un bon marché relatif, ignorent les dangers qui les y attendent. « Quand un effondrement se produit dans une chaussée, quand une maison menace ruine, on barre la rue, de par la loi, et aucun passant, même de bonne volonté, ne peut s'y risquer; pourquoi, quand, à la suite d'une expérience prolongée, on a acquis la certitude qu'une maison est manifestement néfaste, ne barrerait-on pas la porte, comme on barre la rue? » (1).

B. *Démolitions.* — Après l'étude de la prophylaxie hygiénique des habitations, il est une autre question du même ordre qui offre également un grand intérêt. Je veux parler des démolitions. Il suffit d'avoir passé près d'un chantier de démolitions, pour avoir remarqué la quantité de poussières répandues dans l'air environnant. Or on peut se rendre compte du danger que peuvent offrir pour la salubrité publique ces poussières, lorsque l'on regarde l'état des immeubles abandonnés subitement dans l'espace de quelques jours, avec la quantité de papiers, chiffons, vieux cartons, meubles délabrés, débris de matières organiques, qui, pêle-mêle, jonchent le sol des caves, des cours et de la toute la maison.

Le 19 février 1897, le Conseil d'hygiène de la Seine a indiqué les mesures hygiéniques à prendre en cas de démolition :

1° Préalablement à toute démolition, nettoyage et balayage de toutes les caves, sous-sols, rez-de-chaussée et étages, et incinération sur place des débris et détritus de toute nature, ordures, papiers, vieux chiffons, etc.

2° Désinfection par le service municipal de désinfection de tous les locaux suspects et qui, depuis cinq ans, auraient été contaminés par un cas d'une des maladies contagieuses dont la déclaration est obligatoire, aux termes de la loi du 30 no-

(1) A. Prieur, *Salubrité de l'habitation* (*Tribune médicale*, mars 1896).

vembre 1892, ainsi que les locaux précédemment occupés par des cliniques et des sages-femmes.

3° Vidange, curage et assèchement de toutes les fosses fixes et mobiles, des puits, puisards, caves infectées par des dépôts de fromages ou de matières organiques, égouts particuliers et canalisations souterraines; aspersion des murs et des parois au moyen d'une dissolution de sulfate de fer à 5 p. 100 et ensuite badigeonnage au moyen d'un lait de chaux vive. Pour la vidange des fosses et le curage des puits et puisards, on se conformera aux règlements en vigueur et notamment à l'ordonnance de police du 20 juillet 1838.

Le badigeonnage devra être fait à la chaux vive et non au moyen d'un badigeonnage à la colle additionnée de blanc de Meudon.

Le blanc de Meudon, qui se compose d'un lait de chaux additionné de colle de peau et de gélatines plus ou moins putréfiées, est un terrain de culture tout préparé pour la multiplication des germes et des bacilles.

4° Dans le cas de démolition des fondations en contre-bas du rez-de-chaussée et notamment de berceaux de cave, d'anciennes fosses ou d'anciens égouts et de toutes cavités souterraines, les matériaux, les résidus retirés des fouilles et les terres infectées qui en sont extraits et qui seraient reconnus capables de compromettre gravement la santé et la salubrité publiques et d'engendrer des maladies endémiques, épidémiques ou contagieuses, seront saupoudrés et mélangés de sulfate de fer pulvérisé et de chaux vive, à raison de 500 grammes de sulfate de fer pulvérisé et de 1 kilogramme de chaux vive par mètre cube.

Ces débris de démolition et ces terres ne pourront être enlevés qu'aux décharges publiques, hors Paris, et dans des cas spéciaux, terres infectées par des fuites de fosses d'aisances, d'anciens égouts, etc., elles devront être portées aux voiries, dans des voitures couvertes qui ne laissent rien répandre sur le sol.

5° Pour protéger le voisinage de la poussière, il sera établi sur la ligne mitoyenne, séparant les maisons à démolir des immeubles non atteints, des barrières en planches jointives et d'une hauteur suffisante.

C. *Hôtels.* — L'utilité de la désinfection obligatoire des appartements à chaque changement de locataire, non douteuse dans les maisons particulières, devient absolument indispensable dans les hôtels où une même chambre est occupée à de très courts intervalles par de nombreux voyageurs, dont l'état sanitaire est presque toujours inconnu.

Lorsqu'on pénètre dans une chambre d'hôtel, on ne sait jamais si celui qui vous a précédé, n'était pas un malade, un tuberculeux.

Si l'on va dans une ville d'eaux, dans une station balnéaire, à l'époque de la saison, il arrive souvent que l'hôtelier donne au nouvel arrivant une chambre que le précédent voyageur quitte à l'instant même ; comme nettoyage et désinfection, on se contente de changer les draps de lit, quand encore on le fait, et de mettre des serviettes propres.

Il y a deux ans, j'ai passé quelques jours en Auvergne ; j'ai visité Royat, la Bourboule, le Mont-Dore. J'ai remarqué que dans les chambres de ces hôtels, spécialement fréquentés par des malades, les lits sont entourés de rideaux, les murs couverts de papiers plus ou moins propres ; il serait curieux de rechercher le nombre des bacilles contenus dans ces tentures, dans ces papiers; il doit être considérable. Comme ces rideaux restent en place pendant toute une saison, il est facile de voir le nombre d'individus qui sont exposés à la contagion.

Voici dans le même ordre d'idées, une observation rapportée par M. le Dr Jullien à la Société de médecine de Paris (1) :

« J'accompagnais un tuberculeux dans le Midi, et de concert avec le médecin de la ville où nous nous trouvions, nous cherchions un logement. J'en vis quelques-uns qui me tentaient beaucoup, mais mon confrère m'avertissait discrètement : « Halte-là, un phtisique vient d'y mourir et nulle désinfection n'a été faite ». Grâce à cette obligeance, je pus éviter l'écueil, mais on comprend que ce médecin, vis-à-vis d'un malade ordinaire, eût gardé le silence. Nos confrères ne sont pas indépendants, leur situation les oblige à des ménagements à l'égard des hôteliers, par une conspiration de tous les intérêts, sauf celui du malade. »

Voici encore une autre observation, rapportée à la même séance de la Société de médecine de Paris, par M. le Dr Gillebert-Dhercourt (2) :

(1) Jullien, *Société de médecine de Paris*, avril 1896.
(2) Gillebert-Dhercourt, *Société de médecine de Paris*, avril 1896.

« Un malade, allant en Espagne, passe à Marseille, y devient plus souffrant, et y meurt. Le maître d'hôtel exige une somme de 500 francs pour la désinfection de la chambre. La désinfection n'a pas été faite, et trois jours après l'enterrement, la chambre était occupée par un nouveau locataire ».

Il faudrait donc que les chambres d'hôtels et de maisons garnies soient meublées et tapissées de telle manière que la désinfection y soit facilement et complètement réalisée, après le départ de chaque voyageur ; le public est le premier intéressé à la réalisation et à la bonne exécution de ces mesures prophylactiques.

Depuis quelque temps, plusieurs stations thermales sont déjà entrées dans cette voie de progrès. C'est ainsi qu'à Arcachon, à Menton et à Nice, les municipalités et les médecins ont établi un service de désinfection des chambres d'hôtels, qui fonctionne d'une manière régulière, sous leur surveillance et leur contrôle. Chaque fois qu'un nouveau locataire se présente dans un hôtel ou une villa, il peut s'assurer que la chambre qu'il va occuper a été rigoureusement désinfectée, en exigeant la présentation du certificat d'assainissement.

Il faut souhaiter que l'initiative privée étende la pratique de la désinfection, en attendant que les pouvoirs publics la rendent obligatoire.

VI. Désinfection dans l'armée. — Il est regrettable qu'il n'existe pas de règlements précis dans l'armée pour la désinfection, car il s'y commet souvent des crimes de contagion.

J'ai vu, dans la compagnie du 124e régiment d'infanterie à laquelle j'appartenais, un homme qui, après quatre mois de service, fut réformé pour tuberculose. Il avait, pendant ces quatre mois, occupé un lit d'une chambre voisine de la mienne ; il y avait craché et semé le bacille de Koch de tous côtés. Il part. Le lendemain de son départ, sans la moindre désinfection, ses couvertures, ses matelas et ses vêtements sont distribués à de jeunes soldats qui arrivaient justement au régiment.

Quant à la chambre, aucune désinfection n'y a été faite.

Ce qui est assez curieux, c'est que, deux mois avant, dans cette même chambre, un homme occupant un lit voisin avait été réformé pour tuberculose. Celui-ci ne serait-il pas l'origine de la contagion ; naturellement, on n'avait pas pris plus de précautions hygiéniques.

3° Encombrement. — « L'haleine de l'homme est mortelle à l'homme » (J.-J. Rousseau). L'accumulation d'organismes sains dans un espace restreint vicie l'air et crée les circonstances favorables au développement de certaines maladies contagieuses, telles que le typhus, la fièvre typhoïde, la tuberculose. L'oxygène, seul élément de l'air utile à l'organisme, est vite remplacé dans un espace clos par un excès d'acide carbonique, nuisible au bon fonctionnement des poumons, de l'appareil circulatoire et par suite de tout l'organisme. L'encombrement est en effet une cause d'insalubrité ; partout où il y a encombrement, il y a augmentation de la morbidité et de la mortalité, car il est incompatible avec la propreté et l'hygiène ; aussi la carte de la mortalité et celle de l'encombrement sont superposables.

Ainsi à Paris, les arrondissements riches, VIIIe, IXe, XVIe, sont précisément ceux dans lesquels la tuberculose fait le moins de victimes ; les arrondissements pauvres, XIIIe, XIXe, XXe, sont ceux où elle exerce les plus grands ravages.

L'encombrement, le manque d'air, ne sont pas par eux-mêmes des agents de la contagion, mais ils sont des prédisposants, des éléments surajoutés qui mettent l'organisme dans de mauvaises conditions de résistance et qui en outre favorisent le développement des germes dans les milieux ambiants.

Certains microbes, peu nuisibles par eux-mêmes, peuvent, associés à d'autres, devenir très dangereux, « l'association microbienne est une puissance redoutable » (Pouchet). L'encombrement agit de même ; l'association du microbe et de l'encombrement est également une puissance très redoutable.

Dans les villes, l'encombrement est fréquent : quatre, cinq personnes couchent dans un espace restreint ; mais à la campagne, il est encore plus considérable : bêtes et gens vivent souvent ensemble. Dans certains pays, l'habitation du paysan ne comprend qu'une pièce unique, servant à la fois de cuisine, de chambre à coucher pour quatre ou cinq personnes, d'étable pour la vache, d'écurie pour le cheval, de chenil pour le chien ; les fumiers des animaux ne sont même pas enlevés tous les jours. Les fenêtres font à peu près défaut ; la porte seule permet d'aérer un peu ce taudis, pendant quelques heures, le jour.

Les maladies dont les germes trouvent un milieu de culture favorable dans la malpropreté et dans la viciation de l'air, trouvent tous les éléments nécessaires à leur virulence dans l'encombrement : ce sont en particulier le typhus, la tuberculose.

I. Typhus. — Partout où le typhus est apparu spontanément, il y avait encombrement, d'où atténuation de la vitalité humaine.

Le typhus se développe en effet plus particulièrement dans les asiles de nuit où il y a encombrement de pauvres gens, généralement malpropres.

Dans les prisons de la province de Constantine, le typhus fait de temps à autre quelques victimes, parce que les conditions d'encombrement et de saleté y sont souvent réalisées.

II. Tuberculose. — Étant donné le grand nombre de tuberculeux valides, de tuberculeux sans le savoir, on peut regarder les endroits où de nombreuses personnes se trouvent réunies comme des milieux tuberculeux; l'encombrement crée donc une atmosphère infectée, il est par suite dangereux de placer un phtisique au milieu d'une agglomération de personnes saines; d'ailleurs l'Académie de médecine a appelé l'attention des autorités sur les dangers que les tuberculeux font courir aux collectivités telles que lycées, casernes, administrations, ateliers.

Il s'ensuit donc que les enfants, atteints de tuberculose, ne devraient pas être reçus dans les lycées, et par conséquent l'examen médical devrait être exigé à l'entrée.

Il s'ensuit également qu'il faut écarter de l'armée tous les phtisiques ; les conseils de revision doivent être très sévères à cet égard ; d'ailleurs l'exclusion des phtisiques de l'armée a un double avantage : d'abord le phtisique n'infectera pas ses camarades de chambrée, en outre il aura plus de chances de guérir, chances qui auraient été annulées au régiment (1).

L'instruction du 17 mars 1890 prescrit : les « indices de tuberculose généralisée ou localisée dans un organe quelconque motivent toujours l'exemption et la réforme immédiates. » Il importe de ne pas attendre les déclarations des malades et d'assurer par des enquêtes l'exclusion absolue de l'armée des militaires atteints de cette affection.

(1) Reuss, *Annales d'hygiène*, 1896, t. XXXV, p. 180.

Mais comme les règlements et les instructions sont faits pour ne pas être respectés, j'ai vu un malade présentant des lésions manifestes au sommet droit, qui a été maintenu néanmoins au régiment; le malheureux dut promener sa tuberculose, à ses dépens et à ceux de ses camarades, jusqu'au jour où, arrivé à la dernière période de la maladie, il vint mourir à l'hôpital.

Je dois reconnaître qu'au 5e génie, dès qu'un individu présentait de l'amaigrissement, une respiration rude persistante, le major mettait le malade en observation; si quelques jours de repos à l'infirmerie ne donnaient pas d'amélioration, il l'envoyait à l'hôpital; ne pouvant réformer directement à l'infirmerie, il dégagait au moins sa responsabilité.

Dans la séance du 24 novembre 1897, le Conseil général de la Seine a émis le vœu suivant, relativement à l'examen par le conseil de révision des jeunes conscrits, atteints de tuberculose.

« Que l'autorité militaire tienne légitimement compte des certificats des médecins civils; que tout jeune homme suspect de tuberculose soit soumis à une observation approfondie et qu'il ne soit envoyé au régiment que si l'examen bactériologique l'a reconnu indemne du bacille de Koch ».

L'entrée d'un bacillaire dans une administration, dans un atelier est toujours suivie de plusieurs contagions ; j'en ai rapporté des exemples, j'aurais pu en citer beaucoup d'autres.

Il est vrai que, s'il est relativement facile d'éloigner de l'armée les phtisiques, il est plus difficile de les exclure des ateliers, des lieux de travail en commun, car il faut tenir compte des exigences sociales et de la nécessité dans laquelle chacun est de travailler ; mais si l'exclusion est impossible, une surveillance rigoureuse est indiquée ; en dehors des préceptes de l'hygiène industrielle, destinés à protéger l'organisme contre les poussières minérales ou organiques, il faudra veiller à l'application de rigoureuses mesures sanitaires, destinées à diminuer les chances de propagation de la tuberculose ; l'aération des ateliers et l'usage des crachoirs à liquide antiseptique en seront la base.

III. Prophylaxie de l'encombrement. — Les moyens à employer pour éviter l'encombrement appartiennent aux pouvoirs publics ; ils doivent, sinon supprimer la misère, entreprise difficile, du moins en atténuer les effets.

A Budapest, se trouvent des éléments sociaux venus de toutes les parties du monde, très misérables et dépourvus des notions les plus élémentaires de l'hygiène et de la propreté. Depuis quelque temps, les autorités de la capitale hongroise se sont efforcées d'améliorer la situation de ces malheureux. Le résultat est probant. De 1884 à 1888, la phtisie enlevait sur 100 000 habitants 640 individus; de 1889 à 1893, la proportion est tombée à 500 pour 100 000 habitants.

Il est donc de toute nécessité d'éviter l'encombrement, et, lorsque l'encombrement est inévitable, il faut le réglementer, il faut diminuer ses inconvénients, en exigeant une rigoureuse propreté, une aération continue, et en éloignant de l'agglomération tous ceux qui, malades, peuvent contagionner les autres en disséminant les germes autour d'eux; tous ceux qui, affaiblis et délicats, présentent un mauvais terrain, que l'encombrement serait loin d'améliorer.

IV. Isolement. — L'encombrement, dangereux par lui-même, en tant qu'agglomération viciant l'air, devient encore plus redoutable, lorsque cette agglomération est constituée par des malades atteints d'affections contagieuses.

L'assainissement de l'air, l'aération et la désinfection des maisons, la prophylaxie de l'encombrement, sont des mesures sanitaires utiles contre les malades promenant leur maladie, tels que les tuberculeux, ou contre les contagions post-morbides, par exemple après la mort d'un malade atteint de fièvre typhoïde ou de choléra. Ce sont d'ailleurs les seules mesures possibles dans ces différents cas.

Mais la prophylaxie de la contagion pouvant provenir de malades alités, de malades chez lesquels la maladie est en pleine évolution, offre un moyen plus efficace encore ; c'est l'isolement.

Malheureusement, il n'est applicable que dans des cas particuliers.

L'isolement est en effet impossible à réaliser contre les tuberculeux, c'est un rêve irréalisable de songer à les exclure de la société saine et de les faire vivre à part.

Mais, appliqué pour la rougeole, la coqueluche, la diphtérie et toutes les maladies contagieuses à évolution rapide, l'isolement est pratiquable, et il donne de bons résultats.

Il faudra donc, dès qu'on constatera une affection de ce genre, commencer par isoler le malade, éloigner de lui toutes les personnes inutiles.

La durée de l'isolement variera suivant les maladies.

4° **Objets et vêtements**. — La contagion par les objets et les vêtements touche de près à la contagion par l'air et doit y être rattachée ; toutefois elle présente assez d'importance pour être étudiée d'une façon spéciale.

D'après les expériences récentes de MM. du Cazal et Catrin sur le streptocoque, le pneumocoque, les bacilles de la diphtérie, de la tuberculose, et de la fièvre typhoïde, les livres peuvent transmettre les germes des maladies. Ces auteurs ont pu tuer des animaux, en leur injectant du bouillon mis au contact de fragments de papier, préalablement mouillés avec différents produits morbides.

M. Alex. Lion, de Wurzbourg, a fait des recherches bactériologiques sur cette question (1).

Il a trouvé, sur une page prise au milieu d'un livre, 250 germes par 100 centimètres carrés, et sur la couverture pour la même surface 3350 germes.

Les pages d'un vieux bouquin d'anatomie, dont on ne s'était pas servi depuis plusieurs mois, en présentaient de 2000 à 3500 par 100 centimètres carrés.

Les bacilles du choléra et de l'influenza, le diplocoque de la pneumonie, meurent par la dessiccation. Mais le staphylocoque pyogène doré, les bacilles du charbon, de la tuberculose, de la fièvre typhoïde, résistent à ce moyen de destruction, le bacille du tétanos garde sa virulence sur le papier pendant 16 mois.

M. Lion conclut que la désinfection de l'intérieur d'un livre est extrêmement difficile, et que le meilleur procédé à ce point de vue est l'emploi de la formaline.

Un médecin anglais ayant eu dans sa clientèle trois cas d'une même maladie infectieuse, et ayant fait une enquête sur l'origine de la contagion, fut amené à suspecter un livre loué dans un cabinet de lecture par une famille atteinte de la même mala-

(1) Lion, *La désinfection des livres* (*Ann. d'hyg.*, 1897, t. XXXVIII, p. 181).

die; les livres conservent en effet facilement les pellicules et les poussières; rien donc d'étonnant à ce que le livre soit un contagionnant (1).

Dans la ville de Newcastle-upon-Tyne, on emploie pour la prévention de l'infection par les livres le procédé suivant: l'inspecteur sanitaire, en faisant ses investigations usuelles, s'enquiert aussi de la destination des livres dans les bibliothèques. Dans le cas où des personnes habitant une maison infectée ont l'habitude de se servir de ces livres, on les prévient d'avoir à s'abstenir jusqu'à ce que la maladie infectieuse soit terminée et la maison désinfectée; en outre, on prévient la bibliothèque de ne plus fournir de livres et de ne recevoir ceux prêtés que contre certificat délivré par le conseil de santé; dans le cas où il y a des livres dans ces maisons, la bibliothèque est informée que l'inspecteur sanitaire en a pris possession et qu'ils seront désinfectés avant d'être rendus.

En France, on s'est inquiété d'ailleurs récemment de la contagion par les livres dans les écoles d'enfants.

Il y a donc lieu de ne pas se servir des livres ayant séjourné entre les mains de malades atteints d'affections contagieuses, sans les avoir désinfectés au préalable, soit en les soumettant aux vapeurs de formaldéhyde, soit plutôt en les faisant passer à l'étuve.

(1) *Annales d'hygiène*, 1892, t. XXVIII, p. 556.

I. Tuberculose. — M. le Dr Musgrave-Clay rapporte l'histoire d'un brocanteur de Paris, qui fut atteint de laryngite et de bronchite tuberculeuses, après avoir battu des tapis provenant d'appartements occupés par des phtisiques.

Des sous-officiers prussiens, qui avaient battu et emmagasiné des effets de soldats morts tuberculeux, devinrent phtisiques.

Un homme de vingt-sept ans, sans antécédents tuberculeux héréditaires, mais surmené et fatigué par les excès, présente, au moment de son entrée à l'hôpital, des signes évidents de tuberculose pulmonaire, dont le début paraît remonter à deux mois également; le malade avait acheté, il y a environ six mois, les effets d'un ami mort tuberculeux et avait porté quotidiennement une veste, un pantalon et des bottines, dont cet ami s'était servi dans les dernières semaines de sa vie.

II. Choléra. — Les linges et les objets qui ont été en contact avec les déjections des cholériques sont des agents de transmission du choléra, bien moins dangereux que l'air et l'eau, car ils ne sont que des agents locaux; ils ne contaminent pas en une seule fois des groupes entiers d'individus; mais, en temps d'épidémie, il ne faut pas négliger leur désinfection.

L'observation de l'épidémie d'Yport en est un exemple :

« Des matelots, arrivant de Terre-Neuve absolument indemnes, débarquent à Cette où sévissait le choléra. Quelques-uns sont atteints ; on décide leur rapatriement par les voies de fer, dans leur pays d'origine, Yport. L'un d'eux meurt en route ; sa malle continue la route et arrive à Yport. Sa femme l'ouvre, la vide et lave le linge ; elle est atteinte du choléra et meurt ; le choléra n'existait ni à Yport, ni aux environs ; le linge du matelot malade avait été l'agent de contagion. »

III. Fièvre typhoïde. — Depuis quatre ans, la fièvre typhoïde était en permanence dans un régiment d'artillerie, malgré toutes les désinfections locales, malgré la surveillance de l'eau et des aliments. On donnait aux recrues des culottes ayant appartenu à des typhiques, sans les avoir soumises à la désinfection. Le médecin du régiment ordonna la désinfection des vêtements ; la fièvre typhoïde disparut (Gélan. d'Oldenbourg, 1887).

IV. Diphtérie. — Le bacille de la diphtérie a une grande résistance, et les cas ne sont pas rares de gens ayant contracté la diphtérie, pour avoir couché dans un lit où longtemps avant avait séjourné un diphtérique (1).

Un jeune homme meurt en Algérie de diphtérie. Après sa mort, ses papiers et ses effets sont expédiés à son frère aîné, âgé de quarante ans, demeurant

(1) Dieulafoy, *Pathologie interne*.

à Laval, où aucun cas de diphtérie n'existait alors. Aussitôt après avoir fouillé les papiers de son frère et secoué ses vêtements, le frère aîné est atteint de diphtérie et meurt (1).

M. le Dr Sevestre a rapporté, il y a quelques années, un cas intéressant de transmission de la diphtérie par les vêtements :

« Une convalescente de fièvre typhoïde fut prise de diphtérie, sans qu'il y eut aucun cas dans la salle, isolée de tout le reste de l'hôpital. Interrogée, la malade expliqua que, quelques jours auparavant, elle avait reçu la visite de sa sœur, infirmière à l'hôpital Trousseau, dans le service de la diphtérie, et que celle-ci lui avait laissé un châle en laine qu'elle portait habituellement sur ses épaules dans son service. Le châle avait été l'agent de contagion » (2).

V. Variole. — Dans son rapport sur l'épidémie de variole qui a sévi à Marseille en 1875, M. le Dr Gibert a reconnu que l'épidémie a pris naissance et a été particulièrement violente dans le quartier où habitent les chiffonniers ; les hardes des varioleux, amassés dans les demeures de ces industriels, étaient les facteurs de l'infection.

On peut également citer une épidémie qui s'est développée à New-York, dans une manufacture de

(1) Thoinot, *Revue d'hygiène*, 1887.
(2) Sevestre, *Progrès médical*, juillet 1884.

papiers ; quarante personnes environ ont contracté la variole, au contact de vieux chiffons.

VI. Scarlatine. — Il existe plusieurs cas de transmission de la scarlatine par l'intermédiaire d'une lettre.

M. le Dr Grasset (de Riom) a rapporté (1) une curieuse observation de transmission « épistolaire » de la scarlatine.

Un enfant, de bonne santé, est atteint de la scarlatine ; la maladie évolue normalement et la guérison en est la terminaison.

En recherchant l'étiologie de cette scarlatine, voici ce que l'on apprend :

Cet enfant habitait, avec sa famille, une maison isolée ; aucun cas n'avait été signalé dans la commune ni dans les hameaux voisins.

Mais la sœur de cet enfant se trouvait depuis six mois chez les grands-parents, à une distance d'environ 40 kilomètres. Elle y avait eu la scarlatine.

Il n'a été établi aucune communication de personne ; mais une lettre a été envoyée par les grands-parents, pour donner des nouvelles, et cette lettre contenait un spécimen des fragments de peau desquamée.

L'agent contaminant a donc été la lettre, infectée par les déchets de la desquamation.

(1) Grasset, *Transmission de la scarlatine par l'intermédiaire d'une lettre* (*Ann. d'hyg.*, 1895, t. XXXIV, p. 143).

Dans le cas présent, ces déchets avaient été mis volontairement.

Mais lorsqu'un scarlatineux écrit une lettre, des squames peuvent rester sur son papier, sans qu'il y prenne garde, et, par suite, la contagion pourra atteindre les personnes qui recevront la lettre; c'est ce que l'on constate dans l'observation de Sanné (1), où deux personnes, recevant une lettre d'une amie atteinte de scarlatine (desquamant tellement, qu'elle secouait son papier pour en chasser les pellicules qui y tombaient à profusion), furent contaminées.

VII. PESTE. — La contagion *indirecte* par les effets souillés au contact du malade est admise par la plupart des auteurs.

Cette contagion a été l'objet de tentatives de vérifications expérimentales au Caire, en 1835, en présence de Gaëtani-Bey, Clot-Bey, Lachèze et Bulard.

« Le 15 avril, à midi, Ibrahim Cessan et Ben-Ali, condamnés à mort, extraits de la citadelle du Caire, se couchèrent dans des lits que venaient d'abandonner des malades atteints de peste bien caractérisée. Le 19 avril, Ibrahim avait la peste avec bubons et charbons; il mourut le 23. Ben-Ali avait également éprouvé vers la fin du troisième jour les symptômes ordinaires de l'invasion de la peste, mais la maladie avorta. »

(1) Sanné, article SCARLATINE. *Dictionnaire encyclopédique des sciences médicales.*

D'après une communication du Dr Grassi, les chrétiens d'Abyssinie considèrent la peste comme une émanation bienfaisante de la divinité. Aussi, lorsque quelques-uns d'entre eux sont atteints de la peste et meurent, leurs condisciples, désireux d'obtenir la même faveur divine, se revêtent de leurs vêtements et succombent.

Les nombreux documents réunis par M. le professeur Proust (1), établissent qu'il y a de nombreux cas de transmission de peste par les vêtements, les pièces de monnaie, etc.

VIII. Prophylaxie. — Il ne faut donc se servir des objets ayant appartenu à des malades atteints d'affections contagieuses (linge, literie, vêtements, meubles, tentures, jouets, livres), qu'après une désinfection préalable, soit au moyen des étuves, soit par ébullition, soit encore par l'action de vapeurs soufrées.

En conséquence, on ne doit jamais introduire chez soi les objets, et en particulier les objets de literie, achetés dans les salles de ventes publiques, sans les avoir préalablement fait désinfecter.

Il est même nécessaire d'aller plus loin et, s'associant au vœu émis par le Congrès d'hygiène de Paris, en 1889, sur la proposition de M. le Dr Mossé, il faudrait défendre d'introduire dans les salles de ventes

(1) Proust, *La défense de l'Europe contre la Peste*, 1897.

les objets de literie, tapis, tentures, sans les avoir soumis à la désinfection de l'étuve.

Puisqu'il est démontré que les vêtements, le linge sont des causes de dispersion des germes des maladies, il est une industrie tout particulièrement exposée à la contagion, je veux parler des blanchisseuses.

Dans une récente séance du Conseil d'hygiène et de salubrité du département de la Seine, M. Vallin a fait un rapport sur la protection des blanchisseuses contre les dangers du linge sale et M. Eug. Deschamps a fait une étude très complète de la question (1).

Certes les mesures de désinfection ont pu dans une large part diminuer les chances de contagion ; mais il est encore bien des cas où la désinfection est incomplète, en particulier lorsqu'il s'agit de maladies transmissibles non encore admises dans la liste des maladies à déclaration obligatoire.

En attendant qu'un réglement sanitaire soit établi en faveur des blanchisseuses ; on peut souhaiter avec M. Vallin que les mesures suivantes se généralisent :

1° Désinfection du linge souillé par des malades.

2° Transport du linge sale dans des sacs de toile hermétiquement fermés, et lessivés avec le linge.

3° Humectation des différentes pièces par aspersion ou pulvérisation d'eau antiseptique avant le triage.

(1) Deschamps, *La désinfection du linge à Paris* (*Ann. d'hyg.*, 1898, t. XXXIX, p. 25).

La prophylaxie de la contagion par les objets doit viser également un autre mode de contamination, je veux parler de la contagion par les verres à boire, dans les cafés et restaurants.

M. le Dr Guermonprez a fait récemment une étude sur la transmission du cancer des fumeurs par ces facteurs ; mais ces objets, s'ils peuvent transmettre le cancer des fumeurs, doivent être surtout surveillés au point de vue de la propagation de deux maladies encore bien plus fréquentes, la syphilis et la tuberculose.

Le verre d'un consommateur est trop souvent livré au consommateur suivant, sans autre nettoyage qu'un lavage sommaire dans une eau renouvelée à de rares intervalles; ce verre est ensuite déposé sur un égouttoir et soumis à un essuyage rapide avec un linge; jamais il n'est purifié par l'ébullition, ce qui serait déjà mieux que le lavage sommaire.

Il y a donc de ce côté également une réglementation à établir et une surveillance à exercer ; car ces contagions sont encore toutes des contagions évitables.

Sans vouloir exagérer les mesures prophylactiques dans de grandes proportions, il est néanmoins encore un fait qui mérite d'attirer un instant l'attention :

Une enfant a eu la scarlatine ; elle entre en convalescence; la mère s'aperçoit que sa fille a besoin d'une robe ; tous ses vêtements ont été envoyés à l'étuve de désinfection; elle écrit à un magasin de nouveautés et se fait envoyer plusieurs costumes ; la jeune malade les essaie ; et on rend ce qui ne va pas bien.

Mais dans cette petite opération, faite sans aucune mauvaise intention, les squames épidermiques qui se détachent du corps à la suite de la scarlatine peuvent se fixer aux robes rendues ; ces robes rentrées en magasin seront vendues pour d'autres enfants qui pourront ainsi gagner la scarlatine.

Il y a sans doute là l'indication de mesures à prendre ; soit le refus de l'envoi en communication de choses aussi personnelles que des vêtements, soit alors la désinfection rigoureuse de tout ce qui est ainsi prêté à domicile.

5° **Insectes. — Vers.** — Les insectes sont un mode de contamination, généralement peu connu, et qu'il ne faut pourtant pas nier.

I. Punaises. — D'après un travail du Dr Dewèvre, les punaises sont des agents de transmission de la tuberculose ; témoin le cas suivant :

La tuberculose pulmonaire survient chez un jeune garçon occupant le lit de son frère mort de phtisie, dans une chambre soigneusement désinfectée. On s'aperçut que le corps du malade était couvert de piqûres de punaises et que son lit était rempli de ces animaux. Ayant recueilli une trentaine de punaises, M. Dewèvre en fit des cultures et inocula trois cobayes, qui moururent tous trois tuberculeux.

Une autre expérience permit de constater que des punaises, mises en contact avec des crachats tuberculeux, donnaient peu de temps après des cultures fort actives.

Il existe en Russie, en Allemagne, en Angleterre, une maladie inconnue en France, la fièvre récurrente. Obermeier a montré que cette affection était due à la multiplication, dans le sang exclusivement, d'une bactérie en forme de vrille, d'une spirille. Pour produire la fièvre récurrente, il faut que la spirille d'Obermeier soit introduite dans le sang; le germe ne saurait vivre que dans ce liquide ; dans les circonstances ordinaires, il n'arrive jamais que le sang d'un individu malade puisse passer chez un sujet sain. La fièvre récurrente est pourtant très contagieuse: la maladie sévit presque exclusivement sur les populations malpropres et pauvres; or, cette classe de la société est fréquemment visitée par la punaise, qui perfore la peau des fébricitants, absorbe leur sang chargé de spirilles, puis va enfoncer sa trompe encore souillée dans le derme d'un sujet sain et lui inocule la fièvre aussi sûrement que le ferait l'aiguille de l'expérimentateur.

Il a été démontré également que les punaises étaient les principaux agents de transmission des fièvres rémittentes.

II. Mouches. — Les mouches se posent partout, aussi bien sur les crachats des phtisiques que sur les déjections des typhiques ou des cholériques, que sur nos aliments, sur notre corps; cet insecte ailé est donc plus souvent qu'on ne croit un semeur de maladies, soit qu'il infecte l'organisme directement, soit qu'il l'infecte indirectement, en contaminant d'abord les aliments.

Davaine a pu inoculer le charbon à des animaux, au moyen de mouches auxquelles il fit absorber, par la trompe ou les pattes, le poison sécrété par les animaux charbonneux.

Howe a démontré le rôle des mouches dans la propagation de l'ophtalmie; Spillmann, dans la propagation de la tuberculose; Bocquillon a cité le cas d'un berger et de deux marchands de peau chez lesquels la pustule maligne s'est développée, après contamination par les mouches.

Enfin Simmonds, lors de l'épidémie de choléra de Hambourg, en 1892, a constaté que les mouches peuvent garder vivants dans leur corps, pendant deux heures environ, les bacilles cholériques qu'elles ont pris dans les selles (1).

Les mouches, pour la peste, comme dans mainte affection parasitaire, peuvent jouer le rôle d'agents de transmission.

M. Yersin ayant remarqué que, dans le laboratoire où il faisait ses autopsies d'animaux, il y avait beau-

(1) Simmonds, *Deutsche medizinische Wochenschrift*, 13 oct. 1892.

coup de mouches crevées, prit une de ces mouches, et après lui avoir arraché les pattes, les ailes et la tête, il la broya dans du bouillon et l'inocula à un cobaye. « Le liquide d'inoculation contenait une grande quantité de bacilles absolument semblables à celui de la peste et le cobaye inoculé est mort en quarante-huit heures avec les lésions spécifiques de la maladie. »

III. Moustiques. — Les moustiques ont été souvent reconnus comme transmetteurs de la fièvre jaune.

IV. Vers de terre. — Les vers de terre sont réputés des agents très actifs de la propagation des affections charbonneuses.

V. Rats. — Le rôle de ces animaux dans la transmission des germes pestilentiels est certain et s'affirme par les faits suivants.

Dans les foyers de peste de l'Hindoustan, il est de notion vulgaire, qu'à la veille de l'apparition de la peste dans une maison on trouve des rats morts.

Et sur les rats ainsi crevés dans les maisons et dans les rues de Hong-Kong, Yersin constata presque toujours en abondance le bacille de la peste. Beaucoup de ces animaux présentaient de véritables bubons.

VI. Prophylaxie. — Bien que ce rôle pathogène des insectes puisse étonner les habitants des pays où les punaises sont considérées comme très utiles à la santé, il faudra craindre le contact de tous ces animaux nuisibles, non seulement parce qu'ils sont sales et incommodes, mais parce qu'ils sont des agents contaminants.

Loin de les prescrire, comme on le faisait, il y a plusieurs siècles, contre les morsures de serpent, la cystite, le prurit vulvaire, il faudra les éloigner de nos habitations, et les empêcher de se mettre en contact avec l'organisme ; il sera nécessaire de protéger en outre les aliments par des toiles métalliques.

6° **Conclusions**. — 1° L'air, l'encombrement, les objets, les insectes sont des modes de transmission des germes pathogènes, d'autant plus dangereux que l'organisme est continuellement en rapport avec ces différentes sources d'infection.

2° La désinfection, si elle ne stérilise pas d'une façon absolue l'air, le rend du moins beaucoup moins nuisible, en annihilant la plupart des germes qu'il contient ; la réglementation de l'encombrement et la surveillance sanitaire des agglomérations diminuent les chances de contamination par cet agent; la désinfection des objets ayant servi à des malades atteints d'affections contagieuses et l'éloignement des insectes, tant de l'organisme humain que des aliments, sont encore des mesures prophylactiques faciles à mettre en pratique.

3° L'isolement des malades, toutes les fois qu'il peut être appliqué, devra être prescrit comme une mesure de nécessité.

CHAPITRE IV

LE GERME DANS L'EAU.

L'origine hydrique de nombreuses contagions microbiennes est une étiologie qui a rallié de nombreux partisans, et qui a en effet, pour de nombreux cas, un rôle prépondérant dans la dispersion des germes pathogènes.

Ainsi, bien que la fièvre typhoïde puisse se transmettre par l'air, comme nous l'avons vu, il faut bien reconnaître que 90 fois pour 100, l'eau est l'agent de la contagion (Brouardel).

L'eau a acquis une grande importance dans l'étiologie et, par suite, dans la prophylaxie des maladies évitables, parce qu'elle est un élément de première nécessité comme l'air. Elle fait partie intégrante des tissus et des humeurs, elle est le véhicule de tout ce qui entre dans l'organisme ; si donc elle contient des impuretés, des germes infectieux, elle joue un rôle d'autant plus important dans la morbidité qu'on en fait une plus grande consommation ; la morbidité est le réactif de la pureté de l'eau d'une ville (Brouardel).

De tous temps, l'homme a compris que l'eau avait une grande influence sur la santé; dans les temps modernes seulement, on lui a assigné son rôle véritable.

Déjà Hippocrate recommandait aux médecins d'étudier la nature des eaux qu'emploient les habitants, de savoir si elles étaient lacustres ou molles, ou dures et sortant de lieux élevés et rocailleux, ou crues et saumâtres.

« Les eaux des marais et des étangs et en général toutes les eaux dormantes sont, pendant l'été, chaudes, épaisses, d'une mauvaise odeur. Ceux qui en font usage ont constamment la rate volumineuse et obstruée, le ventre émacié et chaud, les épaules, les clavicules et la face très décharnées. Cette eau cause souvent des dysenteries, des diarrhées. » (Hippocrate.)

En 1832, époque de la première invasion du choléra en France, le peuple de Paris crut à un empoisonnement des eaux.

L'eau mérite bien sa mauvaise réputation, et il n'est que trop vrai que souvent une eau malsaine est l'origine des maladies microbiennes et surtout de la fièvre typhoïde et du choléra.

I. — Causes d'impureté.

L'eau est presque toujours souillée par de nombreuses impuretés. Ces impuretés peuvent être de différentes catégories.

1° **Matières minérales ou organiques.** — L'eau, par sa nature même, par la nature du terrain qu'elle a traversé, par l'état des tuyaux qu'elle parcourt, peut contenir des matières minérales ou organiques telles que du plomb, du cuivre, etc., en quantité nuisible à l'organisme ; ou bien elle peut être chargée de ces matières secondairement, par les déchets d'une fabrique : ainsi la Bièvre est contaminée sur toute son étendue, par de nombreuses usines qui y déversent leurs résidus.

Dans ces conditions, l'eau produit dans l'organisme une intoxication, comme l'air chargé de poussières dangereuses.

L'intoxication peut se produire, soit par l'absorption de l'eau chargée de ces matières nuisibles, soit par la respiration des vapeurs malsaines qu'elle dégage. La Bièvre dégage des gaz, des vapeurs qui attaquent les métaux et les peintures; s'ils ont une action sur les corps inertes, ils en ont une encore bien plus fâcheuse sur les corps vivants.

2° **Germes.** — L'analyse chimique, très utile pour reconnaître une eau potable et savoir si elle contient ou non des éléments minéraux et organiques nuisibles, est tout à fait insuffisante pour indiquer qu'une eau est malsaine, au point de vue des germes vivants qu'elle contient; c'est ainsi qu'une eau, reconnue potable à l'analyse chimique, peut néanmoins être très nuisible à la santé.

L'infection de l'eau par les bacilles et les microbes se produit par contamination directe, par contact avec les déjections des malades atteints d'affections contagieuses, avec des fumiers souillés par les mêmes déjections, avec les objets, le linge par exemple de ces malades ; elle peut aussi se produire indirectement par le sol, c'est en effet le cas des sources et des puits, situés dans le voisinage des habitations, se trouvant en communication par le sol avec des fosses d'aisance non étanches, ou avec des déversoirs d'eaux ménagères ; c'est encore le même mode de contamination qui agit sur les sources provenant d'infiltrations superficielles, ayant balayé longtemps le sol.

L'eau peut ainsi contenir les agents infectieux de la fièvre typhoïde, du choléra, de la diphtérie, du charbon, les uns y vivant longtemps, les autres y mourant rapidement.

En 1886, MM. Michaël et Moers constataient la présence du bacille typhique dans l'eau qui servait à l'alimentation d'un groupe de personnes dont quelques-unes avaient été atteintes de fièvre typhoïde.

En 1886 également, MM. Chantemesse et Widal retrouvaient ce bacille dans l'eau d'une fontaine, servant à l'alimentation d'une famille de sept personnes dont cinq avaient la fièvre typhoïde.

Enfin M. Chantemesse l'a reconnu dans l'eau, aux épidémies de Pierrefonds (1) et de Clermont-Ferrand (2).

La richesse de l'eau en microbes est très variable; les recherches de Miquel ont donné les chiffres suivants :

Eau de pluie............	64.000	microbes pour 1 litre.
Eau de Vanne...........	248.000	—
Eau de Seine à Bercy...	4.800.000	—
Eau de Seine à Asnières.	12.800.000	—
Eau d'égout à Clichy....	80.000.000	—

Même une eau de source bien captée, parfaitement canalisée dans tout son parcours, présente une moyenne de 2500 à 8000 germes indifférents par centimètre cube.

Toutefois, si l'eau contient souvent les germes des maladies, il est des cas où, sans les contenir, elle est souillée par d'autres microorganismes inoffensifs en eux-mêmes, germes indifférents ou germes de la putréfaction, mais qui, introduits dans un mauvais

(1) Brouardel, *Enquête sur une épidémie de fièvre typhoïde qui a régné à Pierrefonds*, en août et sept. 1885 (*Ann. d'hyg.*, 1887, t. XVII, p. 97).

(2) Brouardel et Chantemesse, *Enquête sur les causes de l'épidémie de fièvre typhoïde qui a régné à Clermont-Ferrand* (*Ann. d'hyg.*, 1887, t. XVII, p. 385). — Brouardel et Chantemesse, *Enquête sur l'origine des épidémies de fièvre typhoïde dans les casernes de la marine de Lorient* (*Ann. d'hyg.*, 1887, t. XVIII, p. 497).

terrain, par l'absorption, peuvent créer des associations microbiennes, et donner aux germes préexistants dans l'organisme les éléments nécessaires à leur développement et à leur virulence.

Ainsi une eau sale, dépourvue de bacille d'Eberth, ne produira pas à elle seule la fièvre typhoïde, mais elle créera, comme l'ont démontré les expériences de MM. Charrin et Roger, un milieu favorable à la culture du bacille d'Eberth et pourra ainsi provoquer l'éclosion de la maladie; elle ne sera pas la cause efficiente, mais la cause occasionnelle.

« On doit donc affirmer qu'une eau sale, même alors qu'on n'y a pas signalé de germes spécifiques, peut, en favorisant le développement de ceux qui existent presque partout, faire naître une épidémie grave (1). »

La prophylaxie de la propagation des maladies évitables par l'eau comprendra donc l'analyse bactériologique de toute eau qui doit servir à la consommation, complétant ainsi l'analyse chimique, utile, mais insuffisante, et comme conséquences, la condamnation des puits et sources contaminés, la surveillance des fosses d'aisance, des fumiers, des eaux ménagères, des égouts, sous le rapport de l'infection de l'eau par filtration, enfin la stérilisation des eaux de consommation.

(1) Lereboullet, *Académie de médecine*, 6 mars 1894.

II. — Preuves de la contagion par l'eau.

L'origine hydrique des maladies contagieuses est la grande théorie étiologique actuelle ; tout en ne la rendant pas exclusive et en ne niant pas l'influence de l'air, du sol, des aliments, il faut reconnaître que l'eau explique bien des contagions dans lesquelles les autres éléments morbifères ne semblent pas pouvoir être incriminés.

Il est des maladies, telles que la tuberculose, où l'air et les aliments sont les principaux modes de contagion ; il en est d'autres, au contraire, telles que la fièvre typhoïde et le choléra, où l'eau tient la première place, et, depuis les recherches faites par MM. Brouardel, Thoinot en France (1), Koch en Allemagne, presque toutes les épidémies de l'une ou de l'autre de ces maladies apportent une nouvelle confirmation de leur origine hydrique.

I. Fièvre typhoïde. — Le rôle de l'eau dans la propagation de la fièvre typhoïde est démontré par de nombreuses observations d'épidémies, ce qui a permis à M. le Professeur Brouardel de dire que 95 fois sur 100, l'eau est le véhicule du bacille d'Eberth.

En 1880, une épidémie de fièvre typhoïde sévit à l'école communale de petites filles de Planguenoual ;

(1) Brouardel et Thoinot, article Fièvre typhoïde du *Traité de médecine* de *Brouardel et Gilbert*, t. I, Paris, 1895.

le Dr Gibert recherche les causes et découvre que l'eau qui servait à l'alimentation des élèves était souillée par des fosses d'aisance. L'eau est surveillée, la fièvre typhoïde cesse.

En 1882-1883, Auxerre fut le centre d'une épidémie de fièvre typhoïde, qui fut spécialement étudiée par le Dr Dionis. Il remarqua que la distribution de la fièvre était calquée sur la distribution des eaux. L'eau dite « eau de Vallon » était l'agent contaminé. Il y avait à Auxerre deux casernes : l'une, encombrée, buvait de l'eau saine ; elle n'eut pas, malgré l'encombrement, à subir les ravages de l'épidémie ; l'autre, bien que présentant de meilleures conditions d'hygiène générale, buvait de l'eau de Vallon ; elle fut un foyer typhique.

Le village de Lausen, dans le canton de Bâle, n'avait pas eu d'épidémie de fièvre typhoïde depuis 1814, et pas un seul cas depuis sept ans. En 1872, dix cas se montrent à la fois ; en quelques jours, le chiffre des malades atteint 57, et continue peu à peu, pour arriver à 130 sur 800 habitants. En comparant la répartition de la contagion à la distribution de l'eau, on constata que seules, avaient été contaminées les maisons qui se servaient de l'eau des fontaines publiques ; cette eau provenait d'un ruisseau qui était en communication, à une certaine distance du village, avec la fosse d'aisance d'une maison où il y avait eu deux cas de fièvre typhoïde (Modelsky).

Le village de Monts est divisé en deux agglomérations : Monts-Haut et Monts-Bas, séparées par une distance de 140 mètres environ. L'eau de consommation n'est pas la même pour les deux parties du village. Deux cas de fièvre typhoïde sont constatés à Monts-Haut ; le linge de ces malades est lavé dans un réservoir, situé à proximité de la source qui alimente Monts-Bas ; une épidémie éclate à Monts-Bas ; elle sévit sur toutes les maisons indifféremment, sauf sur une, qui avait une source particulière. On condamne la source venant de Monts-Haut, l'épidémie cesse (1).

En 1886, une épidémie éclate à Clermont-Ferrand ; elle sévit également sur Clermont et Mont-Ferrand, distants de deux kilomètres ; elle n'est observée ni à Royat ni à Chamalières, aussi proches de Clermont que l'était Mont-Ferrand (2). En recherchant l'étiologie de cette épidémie, on reconnut que Clermont et Mont-Ferrand étaient placés sous le même régime d'eau, tandis que Royat et Chamalières étaient alimentés par une eau provenant d'autres sources, n'ayant aucun rapport avec celles de Clermont et Mont-Ferrand. Un couvent de Clermont possédant une source spéciale est resté indemne (Brouardel).

En 1888, l'École normale d'institutrices de Saint-

(1) Baraduc, *Revue d'hygiène*, 1881.
(2) Brouardel, *Annales d'hygiène*, 1887, t. XVII.

Brieuc est frappée d'une épidémie typhique ; l'eau dont on faisait usage était de l'eau d'un puits, à parois non étanches, qui communiquait avec une fosse d'aisance.

En 1890, une épidémie sévit à Trouville (1). Le bruit se répandit que l'infection était due à des fouilles de constructions que l'on avait entreprises entre Trouville et Deauville, plus près de Deauville que de Trouville ; toutefois Deauville n'a présenté aucun cas de fièvre typhoïde.

Puisque ces deux stations balnéaires se trouvaient à peu près dans les mêmes conditions, puisque toutes deux étaient proches des fouilles, la cause de l'épidémie tenait à une différence hygiénique quelconque entre les deux. Or la distribution d'eau n'étant pas la même, l'eau semble donc devoir expliquer l'étiologie de cette contamination.

Mais dans toutes ces questions de contagion par l'intermédiaire de l'eau, il ne suffit pas de faire la preuve, il faut encore la contre-épreuve. Partout où l'eau pure est substituée à la mauvaise eau, on voit la fièvre typhoïde diminuer.

A Paris, l'eau de consommation a différentes origines ; la Dhuys et la Vanne donnent une eau excellente; la Marne, la Seine offrent une eau très

(1) Brouardel et Thoinot, *Épidémie de fièvre typhoïde à Trouville*, en août, septembre, octobre 1890 (*Ann. d'hyg.*, 1891, t. XXV, p. 231).

médiocre, polluée par les déjections des riverains et des mariniers.

Tant que les habitants de Paris consomment de l'eau de Dhuys ou de Vanne, la fièvre typhoïde est rare; dès qu'on lui substitue l'eau de Seine ou de Marne, elle augmente.

En 1882, une caserne de sapeurs-pompiers, neuve, bien construite, reçoit de l'eau de Marne; la morbidité typhique est de 17 0/0. La vieille caserne Jean-Jacques Rousseau, alimentée par l'eau de Vanne, n'a qu'une morbidité de 0,7 0/0. En 1886, on a substitué dans la première caserne, l'eau de Dhuys à l'eau de Seine, la morbidité est tombée à 3 0/0 (Dr Régnier).

Chaque année, en été, on constate une recrudescence de fièvre typhoïde dans les quartiers où l'eau de Seine est substituée à l'eau de source; c'est une expérience tout à fait probante, constatée depuis plusieurs années, et maintenant que la vérification est faite, il serait temps, semble-t-il, d'éviter aux Parisiens, de servir inutilement de sujets d'expérience. Tous les ans, à l'époque de la sécheresse et de la chaleur, lorsque l'eau commence à manquer, le Conseil municipal discute vivement les moyens à employer pour approvisionner Paris d'eau saine en quantité suffisante : il décide même le captage de nouvelles sources que l'on amène à grands frais; cela n'empêche que tous les ans, à la même époque, la fièvre typhoïde subit une recrudescence, avant même que tout le monde sache que l'eau de rivière est substituée pour quelques jours à l'eau de source.

Amiens a été longtemps un centre typhique; en 1881, à la suite de l'amélioration des eaux d'alimentation, la mortalité et la morbidité par fièvre typhoïde baissent; tandis que de 1876 à 1881, la moyenne des cas était de 111 pour 10 000, en 1881 et 1882, elle devient 3,6 pour 10 000.

Jusqu'en 1890, il y avait une moyenne de 5, 5 cas de fièvre typhoïde par mois à Angoulème. L'eau que la municipalité distribuait aux habitants, sous le nom d'eau potable, était de l'eau de la Charente, prise en aval de deux égouts, servant de déversoir à 29 fosses d'aisance. Le lycée et l'établissement du Sacré-Cœur qui n'employaient pas l'eau municipale, ne présentaient pas de cas typhiques. En 1889-1890, le régime des eaux change; l'eau distribuée est de l'eau de source, indemne de contamination; immédiatement la morbidité diminue et la moyenne tombe de 5,5 à 1,2.

La municipalité de Lille a fait établir une statistique qui prouve qu'en 1894, sur 80 cas de fièvre typhoïde, 75 se sont déclarés dans des maisons où l'on faisait usage d'eau de puits, mal protégés contre les infiltrations. Depuis que l'eau a été améliorée, l'état sanitaire s'est modifié.

A Verdun, en 1888, il y avait eu en deux mois 110 cas de fièvre typhoïde ; l'eau de puits, qui était l'eau d'alimentation, contenait 50 000 germes par centimètre cube. On ferme ces puits et on donne en place de l'eau de source; la fièvre typhoïde cesse presque complètement, puisqu'en 21 mois on n'a constaté qu'un cas isolé. M. Mosny a démontré en 1888, à la Société de médecine publique, que lorsque 7 pour 100 des maisons de Vienne étaient alimentées en eau de source, la mortalité typhique annuelle était d'environ 200 ; quinze ans plus tard, quand 90 pour 100 des maisons recevaient de l'eau de source, la mortalité était tombée à 10 au lieu de 200.

M. Aigre (1) rapporte une épidémie qui sévit en 1889 sur un faubourg de Boulogne, le quartier Baudet. En cherchant l'origine et la marche de l'infection, il apprit que les habitants buvaient de l'eau de puits, qu'il reconnut en communication avec des fosses d'aisance ; il réussit à en interdire l'usage, l'épidémie diminua. Quelque temps après, quelques habitants du quartier se servirent à nouveau de l'eau prohibée ; immédiatement l'épidémie eut une recrudescence.

De 1886 à 1889, Budapest a été le siège d'une épidémie de fièvre typhoïde, le chiffre moyen de la morbidité typhique était de 1500. Les VIe et VIIe arrondissements, alimentés par une eau non filtrée, étaient surtout éprouvés. En comparant la

(1) Aigre, *Marche de la fièvre typhoïde à Boulogne-sur-Mer* (*Ann. d'hyg.*, 1894, t. XXXII, p. 141).

morbidité de ces arrondissements, habités par une population pauvre et prédisposée, à celle des arrondissements voisins pourvus d'eau filtrée, Korösi trouva la proportion de 2 1/2 à 1, pour toutes les affections contagieuses. Il en conclut que si la même proportion existait pour la fièvre typhoïde dans les mêmes arrondissements, l'eau n'y serait évidemment pour rien. Tout au contraire, il trouva pour cette maladie une proportion de 5 à 1. La différence qui existait entre la proportion 2 1/2 à 1 et la proportion 5 à 1, était évidemment due à l'influence que pouvait exercer l'eau, puisque toutes les autres conditions restaient les mêmes. Korösi (1) démontra ainsi que, à côté des influences nocives qui se font sentir sur le domaine de distribution d'une eau non filtrée, cette eau augmente, pour ceux qui en font usage, le danger de la contamination, et qu'elle l'augmente de plus du double.

Les épidémies de fièvre typhoïde qui se sont développées à Besançon et qui ont été étudiées par M. le Dr Thoinot (2) sont à cet égard très probantes.

La ville de Besançon est divisée, sous le rapport de l'eau, en quatre zones : zone de l'eau d'Arcier, zone d'Aglaus, zone de Brégille, zone sans alimentation

(1) Korösi, *Influence de l'eau non filtrée sur la propagation de la fièvre typhoïde à Budapest* (*Deutsche Vierteljahrschrift für offentliche Gesundheitspflege*, 1892, et *Ann. d'hyg.*, 1892, t. XXVIII. p. 156).

(2) Thoinot, *Étude sur les causes de la fièvre typhoïde à Besançon* (*Ann. d'hyg.*, 1895, t. XXXIII, p. 147).

régulière, où les habitants s'approvisionnent à des puits et citernes.

Dans l'épidémie de typhoïde qui a commencé le 19 octobre 1893 et qui a duré jusqu'au mois d'avril 1894, la très grande majorité des cas s'est produite dans la zone d'Arcier.

Dans les cas en dehors, il a été prouvé par des recherches que ces cas pouvaient être regardés comme de la zone d'Arcier, car si les typhiques n'habitaient pas officiellement la zone d'Arcier, du moins ils y passaient une grande partie de leur temps, ils y travaillaient.

Il faut en conclure que tous les cas se sont produits dans la zone d'Arcier, tandis que les trois autres zones, dans une population de 18 000 habitants, c'est-à-dire de moitié de celle d'Arcier, ont eu une immunité complète.

L'analyse de l'eau de cette source, faite par M. le Professeur Pouchet, a permis d'établir qu'elle renferme 1 915 germes aérobies par centimètre cube, qu'elle est contaminée par des eaux superficielles, renfermant des matières fécales, comme le prouve la présence du coli-bacille : c'est donc une eau typhoïgène.

La cause de cette souillure de l'eau d'Arcier provient d'un petit village situé aux environs, Nancray, et la communication se fait par un petit ruisseau, le ruisseau de Nancray ; c'est ce ruisseau qui a transporté les souillures de Nancray où il y avait de la typhoïde à Besançon où elle éclata.

En recherchant plus loin, de 1886 à 1889 une épidémie éclate dans la zone d'Arcier et de Fontaine Argent. L'Eau de Fontaine Argent est supprimée, la typhoïde disparaît radicalement.

II. CHOLÉRA. — Les travaux de MM. Brouardel et Thoinot (1) en France, Stassano en Italie, Rapchewsky en Russie, sont en faveur de l'étiologie hydrique du choléra.

Depuis 1831, Hambourg a été souvent un centre cholérique, tandis qu'Altona, située sur l'autre rive de l'Elbe et dont certains quartiers se confondent avec ceux de Hambourg n'a jamais été visitée par le choléra. Au premier abord, on s'explique difficilement cette attraction qu'exerce Hambourg sur les bacilles cholériques, mais, lorsqu'on étudie la distribution des eaux, on constate que Hambourg reçoit son eau d'alimentation directement de l'Elbe, tandis que Altona emploie bien la même eau, mais filtrée par un terrain sablonneux ; c'est donc l'eau qui fait de Hambourg un foyer cholérique, et d'Altona un centre réfractaire.

En 1849, Paris était alimenté presque uniquement par de l'eau de Seine ; le puits de Grenelle fournissait de l'eau à quelques quartiers voisins; dans la région alimentée par les puits de Grenelle, le

(1) Thoinot, *Le Choléra de 1884*, Paris, 1886 et article CHOLÉRA du *Traité de médecine*, de Brouardel et Gilbert, 1896, t. II, p. 130.

choléra n'existait pas, tandis qu'il exerçait ses ravages jusque sur les limites de ce petit territoire.

M. le Dr Snow, en 1866, a mis en évidence le rôle de l'eau dans la propagation du choléra; il marqua sur un plan de Londres, d'un trait noir, chacune des maisons où avait succombé un cholérique. En comparant la tache noire irrégulière, ainsi formée, qui comprenait tout le quartier de Broad Street, il remarqua que cette distribution de la mortalité se superposait exactement avec le plan de canalisation de Londres en eau potable. L'eau, distribuée dans cette région, était puisée au-dessous de Londres, dans la Tamise.

La dernière épidémie cholérique de Gênes est fort instructive au point de vue de la contamination des eaux par les déjections des cholériques. L'eau potable de Gênes est fournie par deux aqueducs. L'un d'eux, le canal Nicolaï, passe par le bourg de Bussalla. Le choléra sévit dans ce bourg : les déjections vont dans le canal ainsi que les eaux des lavoirs. Quelques jours après, le choléra fait son apparition à Gênes et atteint les quartiers alimentés par le canal. Sur 300 cas qui ont été constatés, 256 se sont produits sur le trajet du canal Nicolaï. On condamne le canal ; immédiatement l'épidémie entre en décroissance, et disparaît en quinze jours.

III. Fièvre jaune. — En 1891, le bateau « Le Corrientes » fait escale quinze jours à Santos, où sévissait une épidémie de fièvre jaune très meurtrière. Il n'y eut pas un seul malade à bord où l'on buvait de l'eau distillée et non de l'eau du pays.

Cette observation, rapportée par M. le Dr Schoofs (1), prouve non seulement l'importance de l'eau dans la contagion de la fièvre jaune, mais elle montre en outre que l'air n'a qu'un rôle tout à fait secondaire, que son action ne s'étend que dans un court rayon, et avec le concours de circonstances adjuvantes telles que l'encombrement, puisque malgré l'infection de la ville, le bateau n'en subit pas l'influence.

IV. Diphtérie. — Quelques observations semblent prouver que l'eau pourrait également servir de véhicule aux bacilles de la diphtérie ; témoin l'épidémie de Raffelot, dans le pays de Caux.

Il n'y aurait qu'à feuilleter tous les recueils d'hygiène pour trouver de nombreux exemples, montrant les rapports intimes qui existent entre le développement de certaines maladies microbiennes et la qualité des eaux dont font usage les personnes atteintes ; c'est ainsi que des villes comme Rennes, Madrid, Munich, Vienne (2) qui étaient réputées comme des centres endémiques de fièvre typhoïde et de choléra, se transformèrent peu à peu sous

(1) Schoofs, *Application des mesures prophylactiques à bord du bateau* le Corrientes *pendant l'épidémie de fièvre jaune du Brésil* (*Ann. d'hyg.*, 1892, t. XXVII, p. 274).

(2) Reuss, *Les eaux potables de Vienne* (*Ann. d'hyg.*, 1892, t. XXVIII, p. 377).

l'influence de l'amélioration du régime des eaux.

Ce sont généralement des puits ou citernes contaminés par des fosses d'aisance mal cimentées, des sources ou des rivières, souillées par des filtrations se produisant à travers les fissures du sol, qui propagent ces maladies.

Parfois l'analyse des eaux incriminées a fait découvrir les germes spécifiques ; mais lorsque cette recherche a été infructueuse, on a pu démontrer d'une autre façon, non moins probante, l'origine de l'épidémie ; la condamnation de l'eau souillée a toujours fait disparaître l'infection.

L'air, les contacts des mains, les vêtements peuvent certainement transmettre le germe morbide, mais ces agents ne créent qu'une épidémie limitée à une famille, à une maison. L'action de l'eau est au contraire générale ; elle engendre la contamination d'une ville, d'une armée.

III. — Moyens d'éviter la contagion par l'eau.

1° **Hygiène industrielle.** — Au point de vue industriel, l'infection de l'eau sera empêchée, en surveillant les déchets rejetés par les usines dans les cours d'eau, en empêchant les manufactures de transformer une rivière en un égout et en un foyer d'odeurs malsaines.

Il faut aussi interdire l'usage dans l'alimentation

des eaux situées dans le voisinage des établissements industriels.

Il faut, comme M. le docteur Le Roy des Barres l'a proposé pour le Croult, à St-Denis, établir une canalisation qui permette un curage complet, rapide et fréquent.

2° **Infection par les germes vivants.** — « La bonne qualité des eaux étant une des choses qui contribuent le plus à la santé des citoyens d'une ville, il n'y a rien que les magistrats aient plus d'intérêt à entretenir que la salubrité de celles qui servent à la boisson et à remédier aux accidents par lesquels ces eaux pourraient être altérées » (de Jussïeu).

Depuis que l'on a constaté que les eaux potables pouvaient servir de transport aux germes de certaines maladies, la question de l'eau saine a été approfondie et le but général des hygiénistes est de trouver le moyen de fournir aux populations de l'eau saine. Une ville, dont l'eau potable est surement à l'abri de toute souillure par les matières fécales, ne peut devenir un centre pour le développement des maladies transmissibles par l'eau, telles que la fièvre typhoïde et le choléra.

I. Analyse bactériologique. — Avant de permettre l'usage d'une eau pour l'alimentation, il faudra toujours, après l'analyse chimique, faire l'examen bactériologique, et interdire toute eau qui, malgré un résultat chimique satisfaisant, donnera un résultat bactériologique insuffisant ; non seulement il sera nécessaire d'écarter toute eau présentant des germes spécifiques, mais encore celles qui contiendront un trop grand nombre de germes indifférents.

II. Choix de l'eau. — Il faudra éviter soigneusement d'utiliser les sources situées près de terrains habités, de jardins maraîchers, celles qui traversent des terrains arrosés avec des eaux d'égout et celles qui proviennent d'infiltrations superficielles.

Lorsqu'on se servira de puits ou de fontaines, la pollution par les eaux ménagères ou par les eaux provenant de terrains souillés sera évitée en construisant des réservoirs imperméables descendant jusqu'à la nappe du sous-sol et en les établissant aussi loin que possible des fosses d'aisance.

Lorsqu'on amènera une eau de source dans une localité, après l'avoir soumise à l'examen bactériologique, on veillera à l'établissement d'une bonne canalisation. A cet égard, les canalisations établies par les Romains sont une preuve du soin qu'ils apportaient au captage des sources.

En tous cas, il sera toujours bon d'empêcher la stagnation de l'eau dans les réservoirs.

III. Stérilisation. — Un des procédés les plus simples et en même temps un des meilleurs, pour la filtration des eaux, est la filtration par le sable ; la différence entre la mauvaise qualité de l'eau de Hambourg et la bonne qualité de l'eau d'Altona tient à ce que cette dernière passe sur un terrain sablonneux.

Il faut que les administrations municipales soumettent les eaux à une première stérilisation, avant de les distribuer aux consommateurs ; ce serait une garantie de plus.

M. Escudier a proposé en avril 1896, au Conseil municipal de Paris, d'installer aux bassins de St-Maur le procédé de stérilisation des eaux de rivière par l'ozone, imaginé par Tyndall.

Déjà ce procédé est appliqué en Hollande, où il donne de bons résultats.

M. Tyndall garantit par ce procédé : la suppression de tous les germes, tout en laissant à l'eau un goût naturel et agréable, son état incolore, la diminution de 30 p. 100 des matières organiques, sans que ce procédé y introduise aucune substance nuisible.

Quelle que soit l'origine de l'eau d'alimentation, et quel que soit le procédé de stérilisation adopté par les administrations municipales, il faut que chaque habitant ait son filtre, bien construit et souvent nettoyé.

A défaut de filtre, et dans les temps d'épidémie, en plus de la filtration, il est bon de faire bouillir l'eau ; la température de 100°, maintenue quelques instants, étant suffisante pour tuer ou tout au moins annihiler la plupart des microbes.

3° **Bonne eau d'alimentation.** — La définition de

la pureté d'une eau potable a varié avec les progrès de la science. Tout d'abord on ne distinguait une bonne eau potable que par ses caractères organoleptiques.

La connaissance des propriétés organoleptiques et chimiques ne suffit plus ; il faut encore rechercher les propriétés biologiques.

1° Une bonne eau potable doit être limpide, incolore, inodore, fraîche, aérée, agréable au goût, ni fade, ni salée, ni douceâtre, imputrescible.

2° Elle ne doit renfermer ni ammoniaque ni sels ammoniacaux, ni hydrogène sulfuré ou sulfure, ni azotates ou azotites.

3° Elle doit tenir en dissolution le moins possible de sels calcaires et magnésiens.

4° Elle contiendra le moins possible de microbes, elle doit surtout ne pas en renfermer de pathogènes.

4° **Conclusions.** — Il est fort bien de dire : voilà l'eau qu'il faut employer, mais il n'est pas dans le pouvoir de tout le monde de boire l'eau idéale. Si chacun peut, dans une certaine mesure, assainir l'air qu'il respire, en habitant des appartements aérés, en pratiquant de rigoureuses désinfections ; surveiller un peu ses aliments ; l'habitant des villes ne peut employer que l'eau fournie par la Municipalité, il n'en a pas d'autre à sa disposition.

Si elle est de mauvaise qualité, l'ébullition et la stérilisation permettront de la rendre moins nuisible.

Mais avant tout, les Municipalités devraient donner une eau saine, car sans eau saine, pas de santé.

Une ville qui fournira à ses habitants de l'eau saine, pure, privée de tout contact avec les micro-organismes et les bacilles, les matières fécales et les déchets de la vie, n'aura plus à enregistrer dans ses tableaux de mortalité et de morbidité des cas de fièvre typhoïde et de choléra, ou du moins elle en aura une proportion beaucoup moindre.

CHAPITRE V

LE GERME DANS LE SOL.

En hygiène, il faut entendre par sol « toute la partie de la croûte terrestre qui peut avoir une influence sur la santé des hommes » (Arnould), c'est-à-dire la partie superficielle du globe, celle qui est en rapports continus avec les organismes vivants à sa surface, avec l'air et l'eau.

I. — Causes d'impureté du sol.

1° **Matières minérales et organiques.** — Le sol n'a pas une composition constante et uniforme ; il y a des sols siliceux, des sols argileux, des sols calcaires ; les uns sont riches en matières organiques, les autres en contiennent peu ; ce sont là autant de conditions différentes qui peuvent rendre un terrain salubre ou insalubre. Certaines terres sont nuisibles au développement de certaines plantes, leur culture y est impossible, telle plante qui poussera admirablement dans une terre calcaire ne viendra pas dans un sol argileux et, inversement, une plante qui croît dans l'argile ne vivra pas dans le calcaire; enfin il est des terres dans lesquelles aucune plante ne peut s'acclimater.

De même, l'animal choisit d'instinct le sol le plus favorable à son existence.

Ces différences de composition du sol agissent également sur l'homme ; et la salubrité du sol est en raison directe de sa composition : tandis que le sol où la silice domine est généralement salubre, car l'eau n'y stagne pas et par conséquent il n'y a ni humidité, ni foyer de putréfaction ; celui au contraire où l'argile se trouve en abondance est imperméable ; l'écoulement des eaux ne se fait pas ou se fait mal ; l'humidité et les fermentations qui en résultent, le rendent insalubre.

Outre les matières minérales et organiques que contient le sol par sa constitution géologique, il faut encore tenir compte des détritus organiques déposés par les humains, car ils peuvent devenir des foyers d'infection.

2° **Germes.** — Puisque les bacilles, germes des maladies microbiennes, se trouvent dans les déchets des organismes, puisqu'ils sont en suspension dans l'air et dans l'eau, le sol, qui est continuellement en rapport avec ceux-ci, peut donc aussi être un réceptacle de microorganismes.

La proportion des microorganismes contenus dans

le sol est très variable, suivant les terres que l'on examine.

Tout d'abord ils ne pénètrent pas à une grande profondeur, ils restent dans la couche superficielle, épaisse de un à deux centimètres. Puis ils sont influencés par la température du sol, sa composition chimique, sa plus ou moins grande perméabilité.

Pour fixer les idées, voici quelques chiffres, d'après les recherches de Miquel :

	Par gramme.
Terre gazonnée du parc de Montsouris..	700.000 germes.
— irriguée depuis dix ans à l'eau d'égout......................	870.000 —
— semblable non irriguée..........	900.000 —

Bien que tous les microbes puissent se rencontrer partout, il y a certains éléments qui leur offrent des conditions plus favorables à leur existence, ils s'y accumulent en plus grand nombre et font de cet élément le principal agent de leur transmission.

Si la tuberculose est le plus souvent transmise par l'air, la fièvre typhoïde et le choléra par l'eau, la malaria et la fièvre jaune reconnaissent généralement comme étiologie une contagion tellurique; ce sont les maladies spécifiques de ce mode de contamination, sans toutefois exclure la possibilité de la transmission d'autres maladies contagieuses, dans certains cas.

Toutes les terres ne contiennent pas dans les mêmes proportions ces différents microorganismes : l'hématozoaire de la malaria, le bacille de la fièvre jaune, etc., parce que toutes ne présentent pas au même degré les conditions nécessaires à leur existence, c'est-à-dire une température élevée, combinée à de l'humidité.

Quant à la transmission par le sol des autres maladies contagieuses, telles que la fièvre typhoïde, le choléra, bien que Pettenkofer et son école aient voulu donner une grande importance à l'origine tellurique de ces deux infections, les résultats cliniques ne semblent pas justifier la théorie des oscillations verticales du niveau de la nappe souterraine; on a constaté, il est vrai, quelques cas de contagion par ce mode de contamination, mais l'origine hydrique n'en conserve pas moins toute sa valeur.

II. — Preuves de la contagion par le sol.

1. Malaria. — La meilleure preuve de l'action du sol dans la propagation de la malaria, c'est la remarque suivante : Partout où il y a des marais, des marécages, on constate de nombreux cas de malaria ; dès qu'on assainit ces régions, qu'on dessèche ces marais, la malaria diminue et finit même par disparaître.

La Sologne a été longtemps couverte de marais ; la malaria y était permanente. « Si l'on comparait les cantons limitrophes dans les départements du Loiret et du Loir-et-Cher, on remarquait que, suivant que la proportion des étangs s'élevait, la population variait dans un rapport plus grand que celui du simple au double et la durée de la vie moyenne décroissait d'un quart à un sixième. » (Marchand.) Des travaux d'assainissement ont été exécutés, la Sologne a été rendue à la culture ; la malaria a reculé.

Dans la Charente-Inférieure, les arrondissements de Rochefort et de Marennes ont eu longtemps à souffrir de la malaria. La région a été assainie, les fièvres ont aussitôt disparu, et la proportion des décès a suivi une progression inverse du degré d'assainissement :

De 1817 à 1832.........	1 décès sur	21 habitants.
De 1833 à 1847.........	1 —	27 —
De 1848 à 1876.........	1 —	37 —

En 1888, le havre de la Gachère (Vendée) avait été obstrué pendant une année ; il avait été ainsi transformé en un véritable marais ; il y eut à cette époque de nombreux cas de fièvres paludéennes. Des travaux furent exécutés, l'ouverture du havre fut rétablie, la malaria disparut. De nouveau, dans ces derniers temps, le havre fut encore une fois obstrué ; la stagnation des eaux soit dans les fossés, soit dans les marais inondés, amena une endémie de fièvres paludéennes ; l'exécution des travaux nécessaires à la désobstruction ramena un état sanitaire satisfaisant (1).

(1) Grimaux, *Endémies de fièvres paludéennes dans les villages environnant le havre de la Gachère* (*Ann. d'hyg.*, 1893, t. XXIX, p. 46).

II. Fièvre typhoïde. — Le bacille typhique a été rencontré dans le sol. M. le Professeur Brouardel, à l'occasion de l'épidémie de Pierrefonds (1), a pu affirmer que ce bacille pouvait même y vivre longtemps.

Le Dr Tryde (de Copenhague) est arrivé aux mêmes résultats.

L'épidémie de Bordeaux, en 1887-88, a eu pour origine des fouilles faites dans un quartier de la ville pour l'installation de tuyaux de gaz ; c'est là que la fièvre a le plus sévi ; l'analyse bactériologique des eaux a été faite et a donné un résultat négatif.

Le sol souillé, putride, semble remplir toutes les conditions désirables pour conserver les germes typhogènes et même peut-être favoriser leur développement ; en tous cas, il joue, dans la transmission, un rôle important, bien que souvent indirect. C'est par le sol que se font les communications entre les fosses d'aisances et les puits ou fontaines ; c'est par lui aussi que se font les filtrations qui infecteront l'eau et l'air et en feront des milieux typhogènes.

La ville de Passau souffrait depuis de longues années d'épidémies de fièvre typhoïde, qu'on attribuait à la fois à la mauvaise qualité de l'eau et au mauvais état des égouts. En 1890, on assainit la ville,

(1) Brouardel, *Enquête sur une épidémie de fièvre typhoïde qui a régné à Pierrefonds* (*Ann. d'hy.*, 1887, t. XVII, p. 97).

on établit un service d'eau de source, et la fièvre typhoïde disparut.

La fièvre typhoïde fit, en 1895, une nouvelle apparition limitée à la garnison, et le Dr Vogt, médecin inspecteur de l'armée allemande, fit une enquête pour découvrir la cause de cette épidémie qui, sur deux bataillons composant la garnison, avait atteint 112 hommes.

Les soldats n'avaient été contaminés ni par la population civile, ni par le contact avec des malades des localités voisines, ni par l'eau qui ne pouvait être incriminée. En visitant la caserne, on découvrit que plusieurs égouts qui portaient dans l'Inn les immondices et les matières fécales étaient fortement dégradés. Le revêtement intérieur en béton avait disparu par places, il existait même des brèches complètes des parois, et les matières avaient librement imprégné le sol au voisinage des égouts, jusqu'à une distance assez considérable. Des cultures faites avec le sol ainsi imprégné donnèrent trois fois le bacille typhique; on le trouva en particulier dans un échantillon de terre, recueilli à 50 centimètres de profondeur, au voisinage d'une brèche des égouts. Ce bacille, venu primitivement on ne sait d'où, avait donc envahi le sol de la caserne et c'est de là qu'il infectait les soldats qui y étaient logés.

Les travaux d'égouts, de viabilité et de terrassement pour l'établissement de la voie publique, les terrassements et les fouilles par les administrations et les particuliers pour la construction des édifices et des maisons neuves, surtout dans les terrains marécageux, d'alluvion et de remblai, ont une influence considérable sur le développement des maladies endémiques et épidémiques, notamment de la fièvre typhoïde et de la fièvre intermittente.

A l'appui de cette thèse, il suffit de rappeler les nombreux cas de fièvre intermittente survenus lors du creusement du canal Saint-Martin, de l'édification des anciens forts autour de Paris, de l'ouverture de la rue de Rivoli et à la suite des grands travaux du canal de Tancarville (1); les cas de fièvre typhoïde, dans le quartier de la Porte-Saint-Martin, pendant les derniers mois de 1871, à l'époque des fouilles nécessitées par la construction des deux théâtres de la Renaissance et de la Porte-Saint-Martin, construits sur puits en béton, creusés dans les fossés des anciens boulevards de l'enceinte de Paris au dix-huitième siècle; le développement de la fièvre typhoïde, en 1882, dans les quartiers de l'École-Militaire et de Clignancourt, par les travaux du quartier neuf de Clignancourt dont les terres ont

(1) Léon Colin, *Rapport sur les mesures hygiéniques à conseiller au sujet de l'exécution du canal de Tancarville* (*Ann. d'hyg.*, 1881, t. V, p. 467), et *Instruction sur les mesures et les précautions à prendre et sur les soins à donner aux ouvriers lorsque des travaux s'exécutent dans des terrains marécageux ou dans des alluvions maritimes de formation récente* (*Ann. d'hyg.*, 1882, t. VII, p. 97).

servi aux remblais du Champ de Mars; l'épidémie de fièvre typhoïde qui a sévi sur le régiment de dragons en garnison à Reims, en 1896, à la suite des manœuvres faites sur des champs d'épandage d'engrais humain.

L'épidémie de fièvre typhoïde qui, en 1894, frappa le 23ᵉ régiment d'infanterie, en garnison à Bourg, eut aussi pour causes les démolitions et le remaniement du sol, pour la percée d'une rue, consécutivement le creusement d'une tranchée de 600 mètres pour la construction d'un égout. La caserne se trouvait voisine du quartier où se faisaient ces travaux de voirie et, dans ces conditions, on comprend que les démolitions de très anciennes maisons et les travaux de terrassement aient soulevé, au commencement de la saison chaude, des torrents de poussière fécaloïde où le bacille ne faisait pas défaut. Là encore, l'eau ne pouvait être incriminée, ainsi que l'ont démontré les nombreuses analyses bactériologiques faites, avec le plus grand soin, au Val-de-Grâce et au Laboratoire du Comité consultatif d'hygiène publique.

Il est donc bien prouvé aujourd'hui que les terrassements, les fouilles, l'ouverture des tranchées, pour la construction des égouts, et le creusement de puits sur des terrains de remblai, marécageux ou d'alluvion peuvent donner lieu à des effluves paludéens, permettre aux bacilles de la fièvre typhoïde de prendre leur essor et que, sous l'influence des micro-organismes répandus par ces remuements et ces excavations du sol, les maladies telles que la diphtérie, la pneumonie, la grippe peuvent prendre aussi un caractère de haute malignité.

Des expériences récentes ont démontré l'efficacité du sulfate de fer et de la chaux, pour la désinfection des terres souillées et contaminées.

Le Conseil d'hygiène, en conséquence, a émis le vœu que les prescriptions suivantes soient adoptées en ce qui concerne les chantiers de terrassement et tous les travaux qui amènent des bouleversements de terrain :

1° Dans l'exécution des travaux de terrassement, nivellement du sol, tranchées et fouilles pour les égouts et les nouvelles constructions, si les fouilles et les terres qui en sont extraites sont reconnues infectées ou souillées et, par suite, capables de compromettre gravement la santé et la salubrité publiques et d'engendrer des maladies endémiques, épidémiques ou contagieuses, les fouilles et les tranchées, à chaque interruption de travail, seront saupoudrées de sulfate de fer pulvérisé et de chaux vive, à raison de 100 grammes de sulfate de fer pulvérisé et de 200 grammes de chaux vive par mètre carré. Les terres provenant de ces fouilles seront saupoudrées et mélangées des mêmes substances, à raison de 500 grammes de sulfate de fer et de 1 kilogramme de chaux vive par mètre cube.

2° Ces terres ne pourront être enlevées qu'aux décharges publiques, hors Paris, et, dans des cas spéciaux, terres infectées par des fuites de fosses d'aisances, d'anciens égouts, etc., elles devront être portées aux voiries dans des voitures couvertes qui ne laissent rien répandre au dehors.

III. Peste. — M. Yersin a très nettement esquissé le rôle du sol dans la transmission de la peste.

Le bacille de la peste infecte le sol, qui joue un rôle dans la conservation et la dissémination de ce bacille. Cela ressort d'une constatation directe : M. Yersin a examiné le sol dans les localités infectées, il a prélevé des échantillons de terre, et jusqu'à 7 centimètres de profondeur dans le sol, il a reconnu le bacille pesteux ; mais ce bacille n'est pas pathogène. Toutefois, dans des conditions favorables de misère et de famine, il peut reprendre toute sa virulence.

III. — Moyens à employer pour éviter la contagion par le sol.

Tout d'abord, avant de s'attaquer à la constitution même du sol et aux germes qu'il contient, il faut éviter d'augmenter les chances d'infection par l'épandage des détritus organiques qu'y déposent les êtres vivants.

Les peuples nomades, après avoir séjourné un certain temps à un endroit, après y avoir déposé quotidiennement leurs détritus, se déplacent et dressent leurs tentes un peu plus loin, laissant ainsi le sol souillé se purifier naturellement.

Les peuples civilisés, qui ne peuvent songer à recourir au même procédé, doivent empêcher ces détritus de devenir des foyers d'infection, en les assainissant, en les déposant là où ils ne peuvent nuire.

Dans la banlieue de Paris, qui reçoit les gadoues de la capitale, il est défendu de les répandre à moins d'une certaine distance des habitations ; et encore cette mesure restrictive n'empêche pas que leur accumulation dans certains endroits est une infection et que les Parisiens qui viennent chercher à la campagne un air plus pur qu'à Paris respirent à pleins poumons les détritus de la ville. Ainsi du côté d'Épinay, Groslay, Écouen, il y a des jours où, lorsque le vent souffle dans une certaine direction, ces petits villages sont infectés d'une odeur épouvantable (1).

1° **Assainissement du sol.** — Pour éviter les contagions par le sol, il est plus facile de s'adresser au sol qu'aux germes. Annihiler les germes du sol est une entreprise difficile, tandis qu'il est relativement plus facile de mettre le sol dans des conditions défavorables à la vitalité et au développement des germes.

La désinfection du sol est une utopie irréalisable. Le Professeur Fodor avait proposé de désinfecter le sol des villes au moyen du chlore gazeux, mais il a été forcé de reconnaître lui-même, après l'avoir essayé, l'impossibilité de son procédé.

(1) Du Mesnil, *Les ordures ménagères de Paris* (*Ann. d'hyg.*, 1893, t. XXX, p. 549).

La désinfection laissée de côté, il faut faire l'assainissement du sol.

Puisque les conditions favorables aux germes de la malaria et de la fièvre jaune sont de l'humidité et une température élevée, il faudra lutter contre la coexistence de ces deux états du sol et modifier le sol par la culture.

I. Humidité. — Le desséchement et l'assainissement des pays marécageux s'imposent. Les travaux déjà exécutés en Sologne, dans la Charente, dans les Landes ont montré les bons résultats que l'on obtenait ainsi.

Le desséchement est obtenu par le drainage du sol et l'assainissement par la mise en culture; on emploie de préférence des semences végétales à culture intensive, et en particulier l'eucalyptus a été considéré comme la plante spécifique.

Mais le desséchement et l'assainissement ne se font pas sans entraîner de grands travaux, sans remuer une grande quantité de terre boueuse des marais, sans par conséquent exposer à une contagion presque certaine de nombreux ouvriers. Des précautions prophylactiques, prises dans ces dernières années, ont donné de bons résultats.

Il ne faut remuer aucune terre suspecte avant de l'avoir rendue aseptique avec une solution de sulfate de fer et de chaux vive; cette mesure a été appliquée avec succès aux travaux d'assainissement du petit lac du bois de Vincennes, sis sur la commune de Saint-Mandé (1), et du grand canal du parc de Versailles, en 1892.

II. Température élevée. — La lutte contre l'élévation de la température est difficile à réaliser.

Mais si l'on ne peut guère modifier la température par de simples mesures sanitaires, il est du moins un certain nombre de précautions qui augmentent les chances de résistance à l'infection.

M. Maurel (de Toulouse) (2), faisant en pays paludéen des recherches sur les microorganismes de la malaria, passait des nuits entières à barboter dans la vase pour surveiller ses appareils. Les indigènes qu'il employait étaient tous atteints d'accès fébriles. Lui seul était indemne. La seule précaution qu'il prenait était de ne pas ouvrir la bouche, de garder le silence, tandis que son personnel n'y faisait guère attention. Les replis de la muqueuse nasale rempliraient donc un rôle protecteur du germe du paludisme.

III. Culture du sol. — En dehors des indications prophylactiques spéciales aux maladies spécifiques de la contagion tellurique, il ne faudra pas, même dans les pays non paludéens, négliger l'assainissement du sol.

(1) Diverneresse, *Aseptisation des terres contaminées, avant leur transport et leur mise en culture* (*Ann. d'hyg.*, 1894, t. XXXI, p. 235).

(2) M. Maurel (de Toulouse), *Académie de médecine*, janvier 1896.

Le meilleur assainissement est obtenu en labourant la terre et en livrant le sol à une culture intensive.

On a remarqué en outre que les arbres étaient des agents sanitaires utiles ; dans les terrains secs, ils sont des agents d'humidité ; dans les terrains humides, ils sont des causes de desséchement. M. Jeannel a insisté, dans un travail présenté à l'Académie de médecine, sur les inconvénients du déboisement. Les recensements faits depuis 1871 montrent la diminution progressive de la natalité dans les trente départements déboisés. De 1886 à 1891, ces départements ont perdu 89682 habitants par excédent des décès sur les naissances. La mortalité a été neuf fois plus forte dans ces départements que dans le reste de la France.

En résumé, la prophylaxie des maladies évitables trouve encore quelques éléments d'action dans le sol ; s'il est difficile de frapper le germe lui-même, il est du moins facile de modifier le sol de façon à le rendre impropre à la culture du germe.

L'assainissement des régions malsaines est un devoir gouvernemental, national, au point de vue de la protection de la vie des habitants.

2° **Rues des villes.** — A propos de la prophylaxie des maladies évitables par le sol, il est nécessaire de parler du sol des voies publiques, dans les grandes villes.

Une expérience, faite par M. Miquel, prouve que l'humidité du sol s'oppose au transport dans l'atmosphère des bactéries que ce sol contient. Une cloche est enfoncée de quelques centimètres dans de l'humus renfermant de la viande putréfiée et de l'eau corrompue. Faisant arriver, par aspiration, l'air de ce sol dans un liquide de culture aseptique, il a constaté qu'il ne pouvait fertiliser ce liquide.

Enfin M. Marié-Davy, en faisant des recherches analogues sur les terres de Gennevilliers, irriguées à l'eau d'égout, a obtenu des résultats identiques.

Les oscillations indiquant le nombre des bactéries trouvées dans l'air ont une marche inverse des oscillations de l'eau tombée ; c'est donc de l'état de sécheresse ou d'humidité des surfaces que dépend la quantité des germes contenus dans l'atmosphère.

Comme conclusion pratique, il faut donc que les poussières des chaussées qui peuvent contenir des germes nuisibles à la santé des habitants ne soient jamais remuées par les balayeurs sans qu'au préalable un arrosage sérieux les ait fixées au sol et les empêche de s'élever dans l'air ambiant.

D'ailleurs cette mesure commence à être appliquée à Paris, mais elle ne l'est pas avec toute la rigueur désirable, et il arrive encore souvent de voir des balayeurs soulever des nuages de poussière et mettre en circulation de nombreux germes (1).

(1) Dumesnil *La viabilité de Paris* (*Ann. d'hyg.*, 1887, t. XVII, p. 247). — Manfredi, *La contamination des rues dans les grandes villes au point de vue de l'hygiène* (*Ann. d'hyg.*, 1892, t. XXVII, p. 5).

CHAPITRE VI

LE GERME DANS LES ALIMENTS.

On donne le nom d'*aliment* à toute substance qui, introduite dans l'organisme vivant, peut servir à la nutrition (Rochard).

De même que l'air, l'eau, le sol, les aliments ont une grande influence sur la santé ; selon les cas, ils peuvent rendre l'organisme moins résistant, ou bien le contaminer et produire la contagion. C'est un mode d'infection d'autant plus redoutable qu'il fait des progrès toujours croissants, malgré les quelques règlements sanitaires établis dans ces derniers temps, et d'ailleurs souvent mal appliqués ; la « stérilisation alimentaire », pour employer l'expression d'Arnould, a une grande importance dans la prophylaxie des maladies évitables.

I. — Causes d'impureté des aliments.

Les aliments peuvent être nuisibles à la santé de trois façons :

1° **Falsifications alimentaires.** — C'est l'introduction volontaire dans un produit d'éléments dangereux et nuisibles pour l'organisme, ou même sans action, qui sont autres que ce produit lui-même et qui sont destinés à le remplacer; par cela même, ils affaiblissent le terrain et le disposent à la culture des germes.

2° **Existence de microorganismes capables de transmettre des maladies contagieuses.** — Nos principaux aliments: la viande, le lait, peuvent contenir des microbes pathogènes par la seule raison que l'animal qui a donné cette viande ou ce lait était en puissance de microbes pathogènes, ayant créé dans son organisme les lésions caractéristiques de leur virulence : tuberculose, charbon, morve, etc.

3° **Insuffisance d'aliments.** — La privation ou la trop faible quantité d'aliments sont encore des causes de maladies parce que l'organisme, privé d'aliments, subit un ralentissement de nutrition ; il est en état de moindre résistance.

II. — Preuves de la contagion par les aliments.

1° **Falsifications.** — Les falsifications alimentaires ont été pratiquées de tous temps.

Mais si la fraude est ancienne, jamais elle n'a été aussi développée qu'à l'époque actuelle.

Outre leur prodigieuse extension, les falsifications

alimentaires sont encore devenues plus dangereuses par le perfectionnement de la falsification, ce qui rend difficile la distinction du produit fraudé et du produit sain.

2° Germes. — La viande et le lait peuvent être considérés comme les deux aliments principaux ; ce sont eux aussi qui sont le plus généralement les causes de contagion par mode alimentaire ; ce sont donc eux que nous aurons spécialement en vue dans cette étude.

I. VIANDE. — 1° *Fièvre typhoïde.* — La viande peut causer la fièvre typhoïde, suivant deux modes étiologiques :

1° Soit en étant malsaine et fermentée, contenant des bacilles indifférents, mais capables de favoriser le développement du bacille d'Eberth ;

2° Soit en contenant le bacille d'Eberth lui-même.

Toutefois il est souvent difficile de savoir quel est le mode étiologique en cause dans un cas donné.

A Kloten, près de Zurich, une fête, à laquelle assistaient environ 700 personnes, fut suivie d'un banquet ; on y but peu ou point d'eau. Ceux des convives qui avaient peu d'appétit distribuaient des victuailles aux enfants qui circulaient autour de la salle du festin et, à leur tour, les enfants en emportèrent dans leur famille. Sur les 700 personnes présentes au banquet, 500 tombèrent malades, présentant des symptômes non équivoques de fièvre typhoïde (1).

Des cas furent également observés dans les familles qui avaient mangé les victuailles rapportées par les enfants.

L'enquête faite par le tribunal de Zurich a prouvé que la maladie reconnaissait pour étiologie la viande d'un veau malade, abattu sans avoir été soumis à l'examen de l'inspecteur de la boucherie.

A Audelfingen, il y eut également une épidémie de fièvre typhoïde à la suite d'un banquet dans lequel on avait servi une viande de mauvaise qualité.

MM. Darde et Vigier (2) ont relaté des accidents provoqués par l'absorption de veau altéré, qui ont été assez graves pour amener la mort de plusieurs malades.

2° *Tuberculose.* — La transmissibilité de la tuberculose par les aliments n'est plus mise en doute, depuis les nombreuses expériences qui ont prouvé l'existence de la tuberculose chez les animaux.

Déjà, au commencement de ce siècle, le Dr Malin avait rapporté que deux chiens appartenant à une femme tuberculeuse étaient morts l'un et l'autre de tuberculose, après avoir avalé ses crachats. D'autres

(1) Zuber, *De la fièvre typhoïde due à l'ingestion de viandes altérées* (*Ann. d'hyg.*, 1879, t. I, p. 567).

(2) Darde et Vigier, *Intoxications par la viande de veau* (*Arch. de méd. militaire*, juin et juillet 1895, et *Ann. d'hyg.*, 1895, t. XXXIV, p. 562).

observations ont été recueillies depuis et elles ont toutes démontré que l'homme peut contracter la tuberculose par l'ingestion d'aliments contenant des éléments infectieux.

M. Chauveau a rendu tuberculeux des animaux de l'espèce bovine, en leur faisant ingérer des matières tuberculeuses mélangées aux aliments.

Un hameau, situé à 415 mètres au-dessus du niveau de la mer, avait toujours été indemne de tuberculose, lorsqu'en 1872 un jeune homme vient s'y fixer comme ouvrier bûcheron. Il toussait et était sans doute déjà tuberculeux. Il se maria et mourut quelques mois après. Sa femme commença bientôt à tousser et présenta les symptômes de la bacillose.

Quelque temps après, un nouveau cas de tuberculose fut constaté dans une autre maison du hameau.

En cherchant les causes de la contagion, on reconnut que la nouvelle malade avait mangé des poules mortes chez la première tuberculeuse, et que, en outre, elle les faisait cuire très peu, croyant ainsi avoir une nourriture plus fortifiante.

Les poules avaient évidemment avalé les crachats de la première tuberculeuse et étaient ainsi devenues tuberculeuses; elles avaient ensuite infecté la nouvelle malade, d'autant plus facilement que la demicuisson avait été insuffisante pour les débarrasser du bacille; d'ailleurs l'autopsie de plusieurs de ces poules mortes dans les mêmes conditions prouva l'existence de tubercules disséminés dans tous les viscères (1).

Toutefois il n'existe pas une bonne expérience prouvant que l'ingestion de viandes provenant d'animaux tuberculeux puisse donner la maladie.

M. Galtier a fait à ce sujet de nombreuses expériences et il n'est jamais parvenu à rendre tuberculeux les veaux sur lesquels il a expérimenté, en leur donnant de la viande provenant de vaches atteintes de pommelière.

Les viandes, tout en ne renfermant pas tel ou tel bacille spécifique, peuvent encore être malsaines, lorsque, par exemple, elles sont envahies par la putréfaction. Il est vrai qu'à l'état naturel, elles sont facilement reconnaissables à leur odeur, à leur aspect, mais une préparation commerciale plus ou moins soignée peut masquer leurs mauvaises qualités, tout en ne les rendant pas pour cela plus saines. Ces viandes de mauvaise qualité sont nuisibles, aussi bien en ralentissant la nutrition qu'en introduisant dans l'organisme des éléments dangereux.

A la suite d'une pseudo-cholérine qui éclata dans une petite localité, M. le Professeur Pouchet (2) dut examiner la viande incriminée. L'examen toxicolo-

(1) Masson, *Maladies infectieuses*, 1888.

(2) Pouchet, *Bactériologie appliquée à la médecine légale* (*Ann. d'hyg.*, 1897, t. XXXVII, p. 209).

gique fut négatif. Il n'en a pas été de même de l'examen bactériologique. Les cultures faites avec la viande saisie produisirent des bactéries semblables à celles des maladies infectieuses des porcs. Ces bactéries inoculées à des cobayes déterminèrent la mort et on trouva dans le sang et dans la rate de ces animaux les mêmes bactéries.

D'après les recherches de M. Gabriel Roux, les salades sont des agents de propagation de la fièvre typhoïde.

Au moment de l'achat chez le marchand de légumes, une feuille de mâche, de volume ordinaire, porte en moyenne, à sa surface, 250 000 bactéries dont 1500 liquéfiantes, et elle en possède encore, après trois lavages à l'eau stérilisée et égouttage au panier, plus de 20 000 (1).

Enfin, je ne citerai que pour mémoire le développement des tænia solium, inermis, de la trichinose, par l'ingestion de viandes renfermant des cysticerques (2), de la trichine (3) ; c'est un fait aujourd'hui bien établi ; si ces maladies parasitaires ont beaucoup diminué, c'est qu'on a pris les mesures prophylactiques nécessaires, c'est en particulier qu'on a bien fait cuire la viande.

(1) *Fièvre typhoïde et salade* (*Ann. d'hyg.*, 1896, t. XXXVI, p. 185).

(2) Laboulbène, *Vers intestinaux* (*Traité de médecine* de Brouardel et Gilbert, Paris, 1897, t. IV).

(3) Brouardel, *Trichinose* (*Traité de médecine* de Brouardel et Gilbert, Paris, 1897, t. III).

II. Lait. — 1° *Fièvre typhoïde.* — Le lait peut transmettre la fièvre typhoïde, soit qu'il contienne le bacille d'Eberth, par contamination indirecte entre le moment où il est trait et celui où il est ingéré, par exemple par l'addition d'une eau contenant le bacille typhique; soit qu'il provienne d'un animal malade.

C'est surtout en Angleterre qu'on a fait jouer un grand rôle à l'infection par le lait (1). D'après les recherches de Bagenof, Wolfhugel, Simmonds, le lait est un très bon milieu de culture pour le bacille d'Eberth.

Les épidémies de Carlisle (2), de Cavendish, de Londres (Grosvenor square), de Glasgow, de Hoisen, d'Aire (3), en sont des preuves (Modelsky).

Comme dans les épidémies de fièvre typhoïde dues à l'eau, les épidémies causées par le lait ne frappent que les personnes ayant bu du lait contaminé cru; elles épargnent ceux qui n'en ont pas absorbé, ou qui ont eu soin de le faire bouillir.

2° *Tuberculose.* — L'expérimentation de la transmission de la tuberculose par le lait a surtout été l'objet d'études à l'étranger.

(1) Hart, *Influence du lait dans la propagation des maladies contagieuses et zymotiques* (*Ann. d'hyg.*, 1881, t. VI, p. 289).

(2) Brown, *Relation d'une épidémie de fièvre typhoïde causée par l'usage du lait pollué* (*The Practitioner*, may 1888, et *Ann. d'hyg.*, 1888, t. XX, p. 458).

(3) *Annales d'hygiène*, 1892, t. XXVII, p. 86.

En France, en 1876, M. le Dr Vallin (1) a démontré que le lait de vaches phtisiques pouvait transmettre la tuberculose.

A Paris, M. H. Martin a constaté que le lait vendu sous les portes cochères provient souvent de vaches atteintes de tuberculose, ou, pour employer l'expression propre, de pommelière.

La tuberculose intestinale, fréquente chez l'enfant qui absorbe beaucoup de lait, serait une preuve de véhiculation du virus tuberculeux par le lait.

La transmission de la tuberculose par le lait est d'autant plus redoutable que le lait étant la principale alimentation des jeunes enfants, terrains prédisposés, s'il en est, les chances d'infection sont d'autant plus fréquentes : il meurt annuellement à Paris deux mille tuberculeux ayant moins de deux ans.

Le Dr Stang a rapporté le cas d'un enfant de cinq ans, robuste, qui est mort de tuberculose du poumon, après avoir été nourri avec du lait provenant d'une vache phtisique.

Enfin les Drs Ollivier et Boulet ont prouvé que six cas de tuberculose, observés concurremment dans une école, reconnaissaient pour origine le lait donné aux élèves.

3° *Diphtérie.* — Une épidémie de diphtérie se déclare à Yorktown. Après en avoir cherché de tous

(1) Vallin, *Le lait de vaches phtisiques peut-il transmettre la tuberculose?* (*Ann. d'hyg.*, 1878, t. L, p. 15.)

côtés l'étiologie, le Dr Power (1) finit par reconnaître que le lait était l'agent contagionnant. La ville se composait de cent soixante-seize maisons ; quatre-vingt-quatorze de ces maisons recevaient leur lait de la même ferme ; or, l'épidémie ne se montra que dans les maisons faisant usage de ce même lait.

4° *Pneumonie infectieuse.* — MM. Lecuyer et Dupré (2) ont observé chacun un enfant de la même famille atteint de pneumonie à forme infectieuse. Les deux frères en sont morts : la soudaineté et la coïncidence des deux cas, la forme insolite et la terminaison fatale de la maladie les ont amenés à penser qu'ils avaient affaire à une contagion produite par l'ingestion de lait de vaches péripneumoniques.

III. Garde-manger. — Il ne suffit pas de surveiller les aliments que l'on se procure, mais il faut encore s'occuper de la contamination ultérieure possible.

En effet, la viande peut ne contenir aucun germe nuisible en sortant de l'abattoir, le lait peut être sain à l'étable, et néanmoins l'un et l'autre peuvent être souillés au moment de l'ingestion. Il s'agit donc de surveiller le garde-manger où l'on place les provisions.

Les garde-manger modernes sont en général des

(1) Dr Power, *Épidémie de diphtérie causée par le lait* (*The Lancet*, 1887, et *Ann. d'hyg.*, 1888, t. XIX, p. 186).

(2) Lecuyer et Dupré, *Transmission à l'espèce humaine de la péripneumonie contagieuse par le lait des vaches qui en sont atteintes* (*Ann. d'hyg.*, 1885, t. XIV, p. 87).

sortes de caisses enclavées dans la partie inférieure des fenêtres de cuisine, ouvrant sur cette pièce par une porte, communiquant avec l'air extérieur du côté opposé par une persienne doublée de toile métallique.

D'abord l'exposition peut transformer certains de ceux-ci en véritables étuves.

« Si d'une fenêtre opposée, on projette la nuit un rayon lumineux sur la persienne d'un garde-manger, on voit les poussières y pénétrer avec une vitesse variable de 2 à 3 mètres par seconde (1). »

Examiné dans la cuisine même, le même rayon lumineux se montre toujours moins chargé de poussières qu'à son entrée par la persienne. Il y existe donc un courant d'air, chargé des impuretés de la ville, des poussières des tapis, des linges, des balais que les ménagères battent ou secouent au voisinage.

Ce courant d'air sème de toutes sortes de germes les viandes froides, le lait, le fromage, qui ne subiront aucune action antimicrobienne avant l'ingestion.

D'après les recherches de M. Rochon, il passe en 24 heures une moyenne de 5 000 mètres cubes d'air. Or, d'après Miquel, le nombre de germes contenus dans l'air est de 750 par mètre cube environ, soit 3 750 000 pour 5 000 mètres cubes.

(1) Dr E. Rochon, *Hygiène du garde-manger. Du rôle du garde-manger dans la transmission des maladies infectieuses* (*Médecine moderne*, n° 19, 6 mars 1897).

M. Rochon a en outre déterminé la qualité de ces germes, en faisant quatre inoculations dans le tissu sous-cutané de cobayes et lapins. Les uns moururent de suppurations multiples dans un espace de huit jours, un autre mourut tuberculeux en six semaines, un autre mourut de diphtérie.

Tous ces résultats furent obtenus dans une maison de construction récente où n'existait aucune maladie infectieuse.

Pour garantir les aliments contre une souillure aussi certaine, il faut remplacer la toile métallique par une glace percée à ses quatre coins et en son centre de trous de 10 centimètres de diamètre, munis de grillages comprimant légèrement entre eux une couche de ouate hydrophile ; on rend hermétique la fermeture des portes, à l'aide de bandes en caoutchouc, et, au centre de chacune d'elles, on place un filtre semblable à ceux de la glace, afin d'empêcher l'arrivée des poussières de l'appartement, dans le cas où le courant d'air viendrait à se renverser. Enfin, un ressort adapté à chaque porte assure leur fermeture constante.

Ainsi protégé, le garde-manger évacue encore plus de 100 mètres cubes d'air par heure, ventilation suffisante pour la conservation des aliments ; on peut toujours d'ailleurs arriver à la quantité d'air désirée, en doublant ou triplant le nombre des filtres ou leurs dimensions.

Sur vingt tubes de bouillon ouverts pendant une demi-heure dans ce nouveau garde-manger, trois seulement cultivèrent.

3° **Insuffisance d'aliments.** — L'insuffisance des aliments ou leur trop faible quantité ne peut créer une maladie microbienne, elle ne peut que favoriser son développement ; elle met en effet l'organisme dans un état de moindre résistance. De là la nécessité d'alimenter convenablement l'organisme, surtout chez l'enfant qui dépense beaucoup pour la constitution de ses tissus et pour sa croissance, chez l'ouvrier qui dépense beaucoup en force, chez le convalescent qui est déjà un *minus habens*, par le fait de l'infection qu'il vient de supporter.

Le défaut d'alimentation est souvent le précurseur de nombreuses maladies; ainsi la fièvre typhoïde peut se manifester en dehors de toute épidémie, chez un sujet ayant souffert de privations et ayant eu une alimentation défectueuse.

Pour remédier à ce danger, il faut exciter l'appétit de ceux qui ne veulent pas manger.

III. — Moyens d'éviter la contagion par les aliments.

La prophylaxie des maladies évitables par l'alimentation s'adresse surtout à l'administration qui empêchera les falsifications industrielles, et à la police sanitaire des animaux domestiques qui surveillera l'usage alimentaire des animaux malades.

L'inspection des viandes et la surveillance des étables et des laiteries seront les meilleurs moyens à mettre en œuvre.

1° **Falsifications.** — Les falsifications alimentaires portent atteinte à la santé des consommateurs, en introduisant journellement dans les aliments et les boissons des substances toxiques, soit pour fabriquer des produits artificiels, soit pour colorer, mettre en état de vente des denrées avariées.

Aussi depuis quelques années, des commerçants honnêtes ont élevé la voix et réclamé des hygiénistes et des pouvoirs publics des lois protégeant la santé publique.

Les gouvernements se sont déjà entendus pour empêcher la propagation des maladies contagieuses aux animaux : pourquoi ne s'uniraient-ils pas pour se protéger mutuellement contre l'importation de boissons ou d'aliments altérés ou falsifiés ? Après avoir défini la falsification, il faudrait élaborer un code international d'analyse alimentaire.

Les derniers congrès d'Amsterdam (1879), de Genève (1882), de La Haye (1884), de Vienne (1887), ont déjà agité cette question. Au dernier congrès de Vienne, MM. Brouardel, Pouchet et Hilger ont demandé une entente internationale entre les hygiénistes et les chimistes, de façon à prohiber partout les mêmes produits, et ont émis le vœu de la création d'une Commision internationale.

En attendant que des inspecteurs internationaux veillent à l'exécution de lois et règlements destinés à protéger des falsifications alimentaires, il faut multiplier les laboratoires d'analyse, tels que le Laboratoire municipal de Paris, qui rend de grands services ; trouver des procédés simples et rapides d'analyse.

Il faut en outre que chacun surveille dans la mesure du possible les aliments qu'il emploie et que, dans le cas de doute, il n'hésite pas à les faire analyser au laboratoire le plus proche.

2° **Germes.** — I. PROPHYLAXIE GÉNÉRALE. — La prophylaxie de l'infection alimentaire recourra d'abord à la surveillance des animaux domestiques, en écartant des abattoirs tous les animaux malades, en chassant des étables les vaches phtisiques (1).

Dans certains départements de la France, la proportion des animaux tuberculeux peut dépasser 25 p. 100, et dans le Sud-Est, elle est plus grande encore, pour devenir rare dans l'Auvergne, le Limousin, la Normandie, où les animaux vivent à peu près constamment dehors.

La tuberculine est très utile pour reconnaître dans les étables les animaux tuberculeux (2).

(1) Bollinger, *Emploi des viandes d'animaux de boucherie* (*Archiv für animalische Nahrungs Mittelkunde*, 1890, n° 1, et *Ann. d'hyg.*, 1892, t. XXVII, p. 554). — Birkenhead, *Viande des animaux malades* (*Ann. d'hyg.*, 1879, t. I, p. 271).

(2) Nocard, *La tuberculose bovine à l'École nationale de Grignon* (*Ann. d'hyg.*, 1894, t. XXXI, p. 21).

La tuberculine, injectée à la dose de 30 à 50 centigrammes, selon la taille, provoque sur les animaux tuberculeux une élévation de température de 1°,5 à 2° ; cette réaction permet de faire facilement le diagnostic de la tuberculose, même chez des animaux n'ayant que de très légères lésions; car cette dose de tuberculine, injectée à un animal malade, mais non tuberculeux, ne produit aucun accident.

Dès qu'un animal réagit, il faut le séparer des animaux sains, l'isoler, désinfecter l'étable qu'il occupait. En soumettant ainsi à l'épreuve de la tuberculine toutes les vaches des étables, on peut arriver à être sûr du lait, au moins au point de vue tuberculose.

II. Prophylaxie spéciale a la viande. — Le Congrès de la tuberculose en 1888 avait décidé la saisie et la destruction de toutes les viandes provenant d'animaux tuberculeux, si légères que fussent leurs lésions, voulant poursuivre par tous les moyens, y compris une indemnité donnée aux intéressés, l'application générale des principes de la saisie.

M. Nocard trouve l'application trop générale et considère comme parfaitement suffisante l'exclusion de la consommation des viandes provenant d'animaux tuberculeux, seulement lorsque les lésions sont généralisées ; pour les autres cas, il se contente de la suppression des organes atteints, qui lui paraît suffisante.

C'est du reste ce qu'a réglementé un arrêté du ministre de l'agriculture en date du 28 septembre 1896 (1).

En tout cas, il y a urgence à donner de l'extension au service de l'inspection des viandes; le public a tout intérêt à veiller par lui-même à ce que cette inspection soit continuellement et partout exercée, car il ne suffit pas d'admettre le principe de l'inspection vétérinaire des viandes, il faut aussi en faire une application convenable.

A Reims, avant 1885, « des jeunes veaux, quand ils n'étaient pas mort-nés, des animaux tués *in extremis*, quand ils n'étaient pas morts naturellement, entraient journellement en ville » et étaient le plus souvent soustraits à tout contrôle (Morot).

« Avant 1885, rapporte M. Freminet, ancien vétérinaire à Troyes, l'inspection de la boucherie de Troyes était entre les mains d'un ancien boucher de campagne. C'était une incapacité complaisante qui faisait bon marché de l'hygiène publique. A cette époque, j'ai vu des animaux de l'espèce bovine, malades depuis huit, dix, quinze et même vingt jours, amaigris, dévorés par la fièvre, les tissus imprégnés de substances médicamenteuses, parfois toxiques; j'ai vu dis-je, ces animaux achetés par des bouchers peu consciencieux, à qui l'inspecteur ne refusait pas l'estampille.... La statistique prouve qu'à cette époque il ne mourait plus de vaches malades. Toutes étaient

(1) *Annales d'hygiène*, 1896, t. XXXVI, p. 570.

livrées à la consommation. La cupidité, la mauvaise foi, l'ignorance et la complaisance s'associaient pour porter atteinte à la santé publique (1). »

Il est en outre nécessaire de supprimer les abattoirs privés dans lesquels peuvent se réfugier les animaux malades.

Ce que je viens de dire de la tuberculose est également vrai pour les autres maladies que peut transmettre la viande. La viande des animaux morveux est malsaine, et la loi sanitaire en proscrit sévèrement l'utilisation ; les inspecteurs refusent également les viandes putréfiées et avariées.

Mais s'il appartient à l'administration, aux municipalités, de veiller à la qualité des viandes mises en circulation, les particuliers doivent à leur tour prendre des précautions prophylactiques.

Ils devront faire subir à la viande une cuisson suffisante pour atteindre sa profondeur aussi bien que sa surface ; les viandes complètement rôties, bouillies ou braisées sont seules sans danger (2).

Ils éviteront aussi autant que possible l'achat de viandes cuites, la cuisson servant souvent aux com-

(1) Freminet, *L'inspection de la boucherie à Troyes* (*Presse vétérinaire*, 30 sept. 1888). — Morot, *La viande, son inspection et ses inspecteurs* (*Ann. d'hyg.*, 1893, t. XXIX, p. 118).

(2) Decroix, *Recherches expérimentales sur la viande de cheval et sur les viandes insalubres* (*Ann. d'hyg.*, 1885, t. XIII, p. 481). — Levraud, *Cuisson des viandes suspectes à l'aide de la vapeur surchauffée* (*Journ. des sciences médicales de Lille*, janvier 1893, et *Ann. d'hyg.*, 1893, t. XXX, p. 343).

merçants pour dissimuler des produits avariés.

III. Prophylaxie spéciale au lait. — Tout lait provenant d'une vache tuberculeuse doit être prohibé ; pour s'assurer de l'état sanitaire des vaches, la tuberculine sera le réactif de choix.

Le lait des chèvres ou des ânesses est préférable en général au lait des vaches, parce que ces animaux sont plus réfractaires que la vache à la tuberculose.

En tout cas, le lait vendu dans les grands centres devrait être surveillé de très près et fréquemment analysé ; l'inspection des laiteries serait chargée de ce service (1).

D'ailleurs chaque particulier ne devrait jamais employer le lait tel qu'il est livré ; il est au moins nécessaire de le faire bouillir pour les usages ordinaires ; et il sera indispensable de le stériliser, par exemple avec l'appareil de Gentile, lorsqu'il sert à l'alimentation des nouveau-nés ou des convalescents (2).

IV. Divers aliments. — J'ai surtout étudié la viande

(1) *Instruction de la Préfecture de police pour la répression de la fraude dans le commerce du lait* (*Ann. d'hyg.*, 1881, t. VI, p. 84). — E. Trélat, *La Société laitière d'Alyesbury* (*Ann. d'hyg.*, 1881, t. VI, p. 352). — A.-J. Martin, *La laiterie lombarde de Milan* (*Ann. d'hyg.*, 1881, t. V, p. 165 ; 1888, t. XIX, p. 477, et 1889, t. XXI, p. 262 et 266). — Murphy, *Contrôle et surveillance sanitaires des femmes et des enfants* (*The Practitioner*, janv. 1889, et *Ann. d'hyg.* 1890, t. XXIII, p. 359). — Ch. Girard, *Le commerce du lait à Paris* (*Ann. d'hyg.*, 1889, t. XXI, p. 424).

(2) Vinay, *Stérilisation du lait par la chaleur* (*Ann. d'hyg.*, 1890, t. XXIV, p. 55), et *Du lait stérilisé et de sa valeur alimentaire sur les nourrissons* (*Ann. d'hyg.*, 1891, t. XXVI, p. 226).

et le lait parce qu'ils jouent un rôle important dans la propagation de la tuberculose, mais il est bien certain que les autres aliments peuvent aussi être contaminés.

Les salades, les légumes, par exemple, ont pu causer des épidémies de typhoïde parce qu'ils ont été en contact avec des fumiers ayant reçu des déjections de typhiques.

Le pain peut être contaminé par une eau typhogène.

Des précautions sanitaires analogues seront donc également indiquées pour tous les aliments en général.

CHAPITRE VII

MALADIES ÉVITABLES PAR L'APPLICATION DE PRESCRIPTIONS OBLIGATOIRES. — VARIOLE ET RAGE.

A côté des maladies évitables par la prophylaxie des milieux, il y a en outre les maladies évitables par la prophylaxie administrative, c'est-à-dire par l'application de prescriptions obligatoires, propres à préserver la santé publique : je veux parler de la variole et de la rage.

I. **Variole.** — La prophylaxie de l'air peut déjà diminuer le nombre des contagions par la variole, mais il existe contre cette infection une arme bien plus puissante : la vaccine. Il suffit de la rendre obligatoire pour voir la variole disparaître complètement.

Je n'ai pas l'intention d'étudier ici la question des immunités, des inoculations, des vaccinations, de leurs avantages et de leurs inconvénients, car ce sont des questions qui sont un peu en dehors du sujet que je me suis proposé de traiter ; c'est pourquoi je classe la variole dans une division, peut-être peu scientifique, mais répondant du moins bien à mon idée : la vaccine est une formalité à laquelle il faut se soumettre pour éviter la variole.

Malheureusement il y a encore des pays où la pratique de la vaccination est méconnue ; on la considère comme inutile, comme dangereuse et on s'expose volontairement à la variole.

Pourtant c'est une maladie essentiellement évitable. Dans tous les pays où les vaccinations sont faites avec suite, les épidémies de variole sont devenues rares, mais la maladie ne disparaît totalement que si on renouvelle la vaccination à des intervalles plus ou moins éloignés, suivant les cas.

Dans l'armée française, on n'a relevé qu'un décès par variole sur les 5 ou 600 000 hommes qui y passent tous les ans et dont beaucoup n'ont jamais été vaccinés auparavant. Ce résultat est obtenu grâce au soin avec lequel on procède aux vaccinations et aux revaccinations, dès l'incorporation des recrues ou des hommes de la réserve.

Chez les peuples où les vaccinations et revaccinations sont régulièrement effectuées, la variole disparaît.

Pendant la guerre de 1870-71, les armées allemandes ont été relativement épargnées par la variole : les armées françaises, au contraire, comptèrent de nombreuses victimes ; la raison en est que la revaccination était obligatoire en Allemagne depuis 1835, tandis qu'elle ne l'était pas encore en France. Les 374 995 prisonniers de guerre français, emmenés en Allemagne, ont fourni 14 187 varioleux, soit 37,8 p. 1 000, sur lesquels 1 963 ont succombé. Les troupes allemandes destinées à la garde des forteresses et des prisonniers ont compté 11,6 malades et 0,54 décès de variole par 1 000 hommes d'effectif.

La place forte de Rocroy, occupée par les Allemands, a été, pendant la guerre, le siège d'une épidémie de variole qui atteignit 44 des 900 habitants, en faisant 15 victimes parmi eux, tandis que 2 seulement des 750 Prussiens de la garnison avaient une variole bénigne.

En Allemagne, sur 55 000 000 d'habitants, il n'est mort en 1890 que 58 personnes de la variole, en 1891, 34. De 1886 à 1894, la moyenne des décès par variole a été de 2,3 sur un million, alors qu'en France la moyenne montait à 147,6 ; en Belgique, 252,9 ; en Russie, 836,4 ; la résistance de l'Allemagne à la variole provient de la rigueur avec laquelle sont faites les vaccinations.

L'Angleterre compte de nombreux antivaccinateurs ; depuis plusieurs années, le service de la vaccination a été fort négligé ; l'épidémie de variole de Gloucester en a été un témoignage évident, fort instructif, qui devrait convertir les derniers opposants.

Forcer tous les habitants d'un pays à se soumettre à la vaccine, c'est assurer la disparition à bref délai de la variole dans ce pays. Déjà en France, la vaccine est régulièrement pratiquée dans les écoles et les lycées, dans l'armée, dans les hôpitaux; un certificat de vaccine est exigé pour entrer dans certaines administrations ; des services de vaccination gratuite ont été organisés ; ce n'est pas encore suffisant : il faudrait instituer une réglementation qui empêche toute fraude possible, qui oblige tout le monde à se faire vacciner et revacciner à intervalles réguliers. Le jour où cette réglementation sera appliquée, la variole sera rayée des tableaux de morbidité et de mortalité.

A Paris, par exemple, la municipalité veille au nettoyage des maisons, tous les dix ans ; ce nettoyage se fait une année dans deux arrondissements, une année dans deux autres, et ainsi de suite pour les vingt arrondissements. Pourquoi ne ferait-on pas coïncider cette formalité administrative avec une vaccination générale de l'arrondissement? On exigerait la production dans un délai déterminé d'un certificat de vaccine ; et au cas où ce certificat ne serait pas produit, on imposerait la vaccination d'office, en infligeant une amende.

C'est un procédé ; on pourrait en proposer beaucoup d'autres, meilleurs sans doute ; l'important c'est qu'il y ait une réglementation rigoureuse.

D'ailleurs l'Allemagne possède depuis 1875 une loi rendant obligatoire la revaccination universelle.

II. **Rage.** — Quand on compare le nombre des cas de rage humaine à celui des animaux enragés, on constate que ces deux chiffres varient dans le même sens.

Ainsi en 1890, grâce à des mesures prises par le préfet de police contre les chiens errants, le nombre des chiens enragés atteignit 263 ; en 1891, les mêmes mesures ayant été un peu négligées, le nombre des chiens enragés monte à 400. Or le nombre des cas de rage humaine a été de 61 pour 1890, de 143 en 1891.

La prophylaxie de la rage doit donc s'adresser à la source de la contagion : aux animaux enragés. Il faut appliquer des mesures administratives sévères pour prévenir la rage animale, et empêcher son développement.

En Suisse, dans le duché de Bade, en Wurtemberg, en Prusse, la rage est devenue tellement rare qu'elle a presque disparu.

En France, au contraire, le nombre des cas de rage canine va toujours en augmentant, et partant celui des cas de rage humaine. La police sanitaire de la rage est à peu près la même dans tous ces pays, seulement tandis qu'en Allemagne les règlements sont appliqués, en France, au contraire, ils sont méconnus ou appliqués par intermittence.

La prophylaxie de la rage se résume donc ainsi :

1° *Destruction des chiens errants;*

2° *Abatage immédiat de tous les animaux enragés ou suspects;* d'après la définition de M. Chauveau, il faut déclarer suspect tout animal qui a été mordu ou simplement roulé par un animal enragé ;

3° *Mise en observation des sujets douteux*, c'est-à-dire ceux qui sans provocation mordent les personnes ou les animaux.

L'application stricte et rigoureuse de ces mesures est un moyen simple et facile d'éviter la rage et de la rendre une maladie très rare.

CHAPITRE VIII

STATISTIQUES COMPARANT LA MORBIDITÉ ET LA MORTALITÉ SUIVANT LES PROGRÈS DE L'HYGIÈNE. — MALADIES ÉVITABLES ET DÉPOPULATION.

Il ne suffit pas de dire que l'homme peut éviter les maladies infectieuses, qu'il n'a qu'à vouloir se préserver, pour échapper à la fièvre typhoïde, à la tuberculose, au choléra; il ne suffit pas de dire que l'eau, l'air, le sol, les aliments doivent être surveillés et rendus salubres; il faut encore prouver que dès qu'une nouvelle mesure hygiénique est mise en vigueur, dès que les premiers principes d'hygiène pénètrent dans un pays, dans une classe de la société, aussitôt la morbidité et la mortalité diminuent. C'est là un encouragement prouvant que l'on est dans la bonne voie et qu'en améliorant chaque jour davantage la salubrité des milieux environnants, on préservera les organismes contre les agents infectieux.

« Les villes qui ont consenti à appliquer avec méthode les procédés d'assainissement, ont vu presque complètement disparaître les maladies évitables, » a dit M. le Professeur Brouardel à l'Exposition d'hygiène (1).

En effet, si l'on jette un coup d'œil sur les statistiques de morbidité et de mortalité des principales villes d'Europe, on constate que la morbidité et la mortalité décroissent en raison inverse de l'augmentation des travaux de salubrité et de l'application des mesures sanitaires. Les pays où les règlements sanitaires sont le plus anciennement et le plus énergiquement appliqués sont aussi ceux où la mortalité s'est abaissée à son taux le moins élevé; et dès qu'un pays donne de l'extension à l'hygiène publique, surveille les différents éléments de contagion, aussitôt une amélioration dans la santé publique se fait sentir.

Ainsi la mortalité par maladies transmissibles s'est abaissée à Bruxelles, dès les premiers mois qui ont suivi la création du bureau d'hygiène.

En Italie, de 1864 à 1870, la mortalité par maladies contagieuses était de 30,2 p. 1000; depuis la mise en vigueur de la loi sanitaire qui organisait la prophylaxie des maladies microbiennes dans tout le royaume, la mortalité est tombée à 27,3.

En Espagne au contraire, où l'on commence seulement à décider des mesures sanitaires dans les grandes villes, et où plusieurs contrées méconnaissent encore tout à fait l'hygiène prophylactique, la morta-

(1) Brouardel, *Discours à l'inauguration de l'Exposition d'hygiène* (*Ann. d'hyg.*, 1895, t. XXXIV, p. 96).

lité ne varie pas et se maintient toujours à 30 p. 1000. Or, précisément, l'Espagne et l'Italie se trouvent dans des conditions analogues de latitude ; ces deux pays avaient autrefois la même moyenne de mortalité ; elle a diminué dans celui des deux où l'hygiène a été introduite ; elle est restée stationnaire dans l'autre ; il faut donc attribuer aux mesures sanitaires la différence de mortalité, puisque, tout restant égal dans l'un et dans l'autre, l'hygiène a été la seule modification.

Des villes comme Saint-Pétersbourg, Budapesth, qui ont été longtemps les villes les plus insalubres de l'Europe, se sont transformées complètement sous l'influence des progrès de l'hygiène et ont maintenant une mortalité comparable à celle des autres villes de l'Europe.

La ville de Vienne, en Autriche, ne connaît plus la fièvre typhoïde depuis sa nouvelle canalisation des eaux (Springer).

La ville de Paris possède aujourd'hui une organisation sanitaire et les effets en sont déjà très appréciables. La loi du 30 novembre 1892, qui rend obligatoires la déclaration d'un certain nombre de maladies contagieuses et la désinfection consécutive, porte ses fruits, puisque, dans une communication à la Société de médecine publique et d'hygiène professionnelle (22 janvier 1896) M. A.-J. Martin a constaté que la mortalité a diminué à Paris, et cette diminution porte presque exclusivement sur les décès dus aux maladies contagieuses, c'est-à-dire aux maladies évitables :

	Fièvre typhoïde.	Variole.	Rougeole.	Scarlatine.	Diphtérie.
1880-1889 (moyenne).	1598	544	1188	236	1840
1895................	271	17	679	178	435

Or les conditions d'existence des Parisiens n'ont pas changé, mais les mesures de désinfection, d'isolement ont été rendues obligatoires; elles paraissent donc être les causes de cette amélioration de la santé parisienne.

Le Dr A.-J. Martin a publié un tableau représentant la mortalité par maladies transmissibles de 1880 à 1896 (1), d'après lequel le taux était de 250 en 1880, il montait à 350 en 1884, et depuis cette époque il baisse graduellement, sauf cependant une légère élévation en 1892; il est actuellement à 50.

I. **Statistiques de fièvre typhoïde.** — 1° *Fièvre typhoïde à Paris.* — En 1880, il y a eu 1 424 cas; en 1886, 1 245; en 1887, 1 296; en 1888 et 1889, époque à laquelle l'eau de rivière est remplacée par l'eau de source, on trouve la première année 535 cas et 100 décès, la seconde 531 cas et 82 décès. De 1880 à 1889, la moyenne des décès typhiques a donc été de 1 598.

En 1895, il n'y a eu que 271 décès.

(1) Dr A.-J. Martin, *Revue d'hygiène*, février 1896.

2° *Fièvre typhoïde dans l'armée française.* — Le tableau suivant donne la statistique de la fièvre typhoïde dans l'armée depuis 1886 jusqu'en 1894; la moyenne diminue avec la substitution progressive de l'eau de source à l'eau de rivière, avec la surveillance de l'alimentation, l'assainissement des casernes :

1886	7771	cas.	964	décès.
1887	6130	—	763	—
1888	4884	—	801	—
1889	4274	—	701	—
1890	3901	—	607	—
1891	3603	—	561	—
1892	4820	—	739	—
1893	3314	—	550	—
1894	3060	—	530	—

3° *Fièvre typhoïde à Dantzig.* — De 1864 à 1871, la mortalité typhique variait entre 70 et 126 p. 100 000.

En 1872, elle était encore très élevée ; aucun principe d'hygiène n'était mis en pratique.

De 1872 à 1880, de nombreux travaux de salubrité sont exécutés, et, à partir de cette époque, la mortalité par la fièvre typhoïde a diminué dans une proportion importante.

La mortalité s'est abaissée à 7 p. 100 000.

4° *Fièvre typhoïde à Francfort.* — Les travaux de salubrité furent commencés à Francfort de 1871 à 1875; à partir de 1876, la mortalité a diminué; c'est ce que montre le tableau suivant :

1856 à 1860	86	pour 100.000
1861 à 1865	50	—
1866 à 1870	66	—
1871 à 1875 (époque des travaux).	72	—
1876 à 1879	21	—

5° *Fièvre typhoïde à Bruxelles.* — Depuis plusieurs années, la fièvre typhoïde est en décroissance dans cette ville.

De 1864 à 1868, la mortalité moyenne a été de 7,5 par mois.

En 1869, année d'épidémie, la fièvre typhoïde a causé 484 décès.

En 1871, une nouvelle épidémie provoque 379 décès ; cette épidémie coïncidait avec le siège de Paris et l'invasion pacifique de nombreux réfugiés et soldats blessés.

De 1871 à 1874, la moyenne retombe à 7,3 par mois ; de 1875 à 1880, elle atteint 6,5 ; puis en 1881, 5,7.

Enfin, pendant ces dernières années, elle a continué à baisser suivant des proportions analogues.

II. Statistiques de diphtérie. — 1° *Diphtérie à Paris.* — De 1880 à 1889, il y a eu une moyenne de 1 840 décès.

En 1895, la moyenne est tombée à 435.

Les défenseurs du sérum ne manqueront pas d'attribuer ce résultat au sérum ; mais comment expliqueront-ils que cette marche décroissante ait commencé depuis 1890, avant l'emploi du sérum ? Sans négliger l'utilité du sérum, comme moyen thérapeutique, il ne faut pas oublier le rôle important de l'hygiène prophylactique. Les résultats obtenus sont dus au concours de l'un et de l'autre.

2° *Diphtérie à Londres.* — De 1880 à 1889, il y a eu une moyenne de 41 décès par 100000 :

En 1895, la mortalité s'est élevée à 54.

Pourtant, si le sérum est la cause de l'abaissement de la mortalité en France, pourquoi serait-il cause d'élévation en Angleterre? Tout en accordant au sérum un certain rôle, il est néanmoins juste de reconnaître que si le taux de la diphtérie diminue en France pendant qu'il augmente en Angleterre, cela tient plus à l'hygiène prophylactique, aux mesures sanitaires observées ou négligées, qu'au sérum.

III. Statistiques de tuberculose. — La tuberculose fait à elle seule plus de ravages que toutes les autres maladies contagieuses réunies. Malheureusement, au lieu de constater des diminutions de morbidité et de mortalité, on enregistre plutôt des augmentations, parce qu'on ne prend pas encore des mesures sanitaires sévères contre cette terrible contagion.

1° *Tuberculose à Paris.* — Ainsi à Paris, en 1888, sur 51230 décès, il y a eu 11014 tuberculeux, et en 1889, sur 54443 décès, on compte 12430 tuberculeux.

2° *Tuberculose en Allemagne.* — Dans certaines localités d'Allemagne, où la mortalité atteignait de 4,8 à 7 p. 1000, la moyenne varie maintenant entre 2,8 et 4,8 p. 1000, depuis la défense formelle de cracher partout et l'emploi habituel par les malades du crachoir portatif.

L'armée allemande, qui était très atteinte par la tuberculose, a maintenant une mortalité de 2,3 p. 100, depuis que tout sujet qui tousse est systématiquement écarté du régiment.

IV. Statistiques de variole. — Autrefois, la mortalité générale par la variole était de 100 p. 1 000; depuis l'usage de la vaccination, la mortalité est arrivée à 10 p. 1 000.

La mortalité comparée par la variole, dans différents pays d'Europe, est la suivante :

France	35	pour 100.000
Allemagne	0,4	—
Autriche	54	—
Suisse	0,8	—

La variole fait donc périr, en France, 12 000 personnes, tandis qu'en Allemagne elle ne cause que 110 décès.

1° *Variole à Paris.* — De 1880 à 1889, il y a eu 544 décès ; en 1897, 17 seulement.

2° *Variole en Allemagne.* — La mortalité par la variole était, en 1835, de 27 p. 1 000.

Mais en 1835, la vaccination est rendue obligatoire ; dès cette époque, le taux de la mortalité commence à baisser.

En 1874, la mortalité était de 3,60 p. 1 000; en 1886, de 0,39 p. 1 000.

Enfin voici le tableau de la mortalité variolique à Berlin :

1881	0.80	1885	0
1882	4.74	1886	0
1883	0.43	1887	0
1884	0.33	1888	0

En somme, depuis 1885, la variole est devenue en Allemagne une maladie du temps passé, une *maladie éteinte* ; on ne la connaît plus.

V. **Maladies évitables et Médecins.** — Sans établir une statistique rigoureuse prouvant la diminution des maladies évitables, il est facile de constater qu'en général les maladies infectieuses sont en décroissance.

Depuis quelques années, les médecins se plaignent amèrement de la rareté des malades. Ils accusent de cette pénurie les hôpitaux, les cliniques, le nombre toujours croissant des médecins ; il y a certes là une part de vérité, mais il y a une autre raison ; il y a beaucoup moins de malades parce qu'il y a moins de maladies. Les chiffres fournis par les statistiques hebdomadaires de la ville de Paris en sont un témoignage ; les progrès de la thérapeutique ne jouent pas un grand rôle, puisque la mortalité reste à peu près proportionnelle à la morbidité ; l'hygiène publique et privée, l'assainissement et la désinfection sont évidemment les principales causes de cet état général meilleur (1).

(1) Dr Dupouy (d'Auch), *Quinzaine médicale*, 1896.

La présence d'un médecin dans une région a une influence favorable sur le développement de l'hygiène générale.

Le Dr Lecerf (de Saint-Julien de Courcelles, près Nantes) établit la statistique suivante.

Pendant vingt-cinq ans, aucun médecin dans la localité ; malgré un chiffre considérable de naissances, l'âge moyen oscille entre vingt-sept et vingt-neuf ans.

Pendant quarante-trois ans un officier de santé exerce ; l'âge moyen monte à trente-sept ans.

Depuis trente-deux ans, le Dr Lecerf est établi ; l'âge moyen a atteint quarante-six ans, et depuis ces dernières années cinquante-cinq ans (1).

VI. **Maladies évitables et Dépopulation.** — Dans un rapport à l'Académie de médecine le 17 novembre 1896, M. Duguet constate que partout en France, la variole, la dysenterie, la fièvre typhoïde donnent une mortalité de moins en moins accentuée. Il est donc hors de doute que l'hygiène de la prophylaxie nous rendent aujourd'hui maîtres de bien des maladies et que la qualification d'*évitables*, qui leur a été donnée, se trouve de plus en plus justifiée.

Les maladies évitables sont donc évitables non seulement en principe, mais encore en réalité ; elles diminuent partout où l'on prend des mesures pro-

(1) *Journal de médecine et de chirurgie pratiques*, 25 décembre 1897.

pres à empêcher leur développement, à arrêter leur transmission.

Cet heureux résultat offre d'autant plus d'intérêt que les quatre cinquièmes des décès par maladies évitables portent sur des jeunes gens ou des hommes dans la force de l'âge ; et l'on voit par là le rapport étroit qui existe entre la question des maladies évitables et celle de la dépopulation.

Le mouvement ascensionnel de la population française reste stationnaire, et on se plaint de tous côtés de la dépopulation ; la prophylaxie des maladies évitables est un remède. En effet, s'il est impossible d'augmenter le nombre des mariages, s'il est ridicule de vouloir intervenir administrativement dans les questions de natalité, il est au contraire démontré que l'on peut facilement diminuer le chiffre des décès. L'hygiène préventive a déjà donné d'excellents résultats pour les rares maladies, telles que la fièvre typhoïde, où on s'est décidé à la pratiquer ; il en sera de même pour toutes les maladies microbiennes, toutes évitables, et surtout en particulier pour la tuberculose.

CHAPITRE IX

LÉGISLATION SANITAIRE.

Malgré les énormes progrès réalisés par l'hygiène depuis une vingtaine d'années, il reste beaucoup à faire pour que ses préceptes et ses lois soient connus et appliqués aussi bien qu'ils devraient l'être.

Mais même en admettant que les préceptes de l'hygiène aient pénétré dans toutes les classes de la société, la prophylaxie des maladies évitables ne sera pas réalisée par cela même, car ces préceptes, bien que connus, restent inappliqués, soit par négligence, soit par impossibilité.

Les gens riches ou aisés, ceux qui s'occupent de leur santé, ceux qui ont le temps de se sentir et de se voir vivre, peuvent appliquer l'hygiène et se mettre dans des conditions favorables pour lutter contre les maladies.

Et encore, même pour les riches, il y a des préceptes d'hygiène qu'il leur sera difficile de mettre en pratique s'ils sont livrés à eux-mêmes.

Quant aux ouvriers, aux pauvres gens, à ceux qui,

avant tout, doivent songer à gagner leur vie, et qui n'ont pas le temps de prévoir, lors même qu'ils connaîtraient ce qu'il faut faire pour se préserver des maladies évitables, ils ne pourront en profiter.

Il faut donc que la prophylaxie des maladies évitables ne soit pas seulement individuelle, mais générale. L'hygiène individuelle et l'hygiène générale sont inséparables l'une de l'autre ; elles n'ont de force et d'efficacité, qu'en unissant leurs efforts et en se complétant l'une l'autre. « Si libéraux que nous soyons, écrivait un Président du Conseil municipal de Paris, il est une liberté que nous ne pouvons admettre, c'est celle de répandre la maladie autour de soi. » Quelque partisan que l'on soit de la liberté individuelle, on reconnaît de tous côtés qu'il y a des circonstances dans lesquelles la société entière doit intervenir pour sauvegarder l'intérêt commun. Ce principe, universellement admis au point de vue de la défense nationale, n'est pas plus contestable en matière d'hygiène publique (Langlet).

Aujourd'hui la question sanitaire est devenue une question sociale ; chacun doit faire le nécessaire pour échapper aux maladies évitables, d'abord pour lui-même, ensuite pour le bien de tous ; le socialisme sanitaire est nécessaire, l'initiative privée est insignifiante.

Nul ne peut de sa propre autorité imposer à son

voisin la suppression d'une mare infecte, d'un dépôt de matières pestilentielles, l'isolement d'un malade atteint d'affections transmissibles ; nul ne peut échapper par sa seule volonté à l'insalubrité d'une ville qui n'a ni égouts ni eau potable. Les mesures d'assainissement impliquent une contrainte à l'égard soit des particuliers, soit des pouvoirs locaux ; il n'y a que l'autorité publique qui puisse imposer cette contrainte (1).

Sans doute, chacun peut et doit prendre de lui-même les précautions qu'il croit nécessaires pour se protéger des maladies microbiennes, contagieuses ; chacun peut et doit se garantir des causes d'insalubrité qui l'entourent, mais cette prophylaxie restera limitée, tant que l'initiative privée ne sera pas secondée par l'initiative sociale, surveillée et réglementée par les pouvoirs publics.

Puisqu'il y a des maladies évitables, puisqu'il existe des mesures hygiéniques propres à arrêter leur propagation et capables de préserver l'humanité, les pouvoirs publics commettraient un crime de lèse-humanité en ne facilitant pas leur pratique, en ne les rendant pas obligatoires, et en n'en surveillant pas l'exécution.

Il faut donc réglementer l'hygiène, ériger ses préceptes en lois, décrets et règlements, pour protéger

(1) Dujardin-Beaumetz, *Bases de la législation sanitaire.*

la santé de chacun, en assurant la santé générale.

Tels sont les principes qui justifient et rendent indispensable la législation sanitaire.

Depuis quelques années, tous les pays civilisés ont senti le besoin de protéger la santé publique par des lois, plus ou moins rigoureuses, plus ou moins bien appliquées ; mais partout l'on a compris la nécessité de la centralisation ; plus on poursuivra avec rigueur la réalisation de cette centralisation, plus on favorisera la prophylaxie des maladies évitables.

Après avoir passé en revue la législation sanitaire des différents pays, nous verrons qu'une législation nationale est encore insuffisante et que « si l'hygiène a proclamé la solidarité des habitants d'une ville ou d'un pays les uns vis-à-vis des autres, elle exige en outre la solidarité de toutes les agglomérations entre elles. Elle a reconnu que les frontières géographiques n'arrêtaient ni les épidémies ni les produits falsifiés (1) » ; la prophylaxie des maladies évitables doit donc être internationale.

I. Législation sanitaire en France. — La législation sanitaire, c'est-à-dire l'ensemble des dispositions légales et administratives qui ont pour but de préserver et de maintenir la santé publique, a commencé à se développer en France en 1822, date à laquelle fut promulguée une loi concernant la police

(1) Brouardel, *Congrès d'hygiène*, 1889.

sanitaire appliquée au choléra, à la peste, à la fièvre jaune.

La profession de foi des fondateurs des *Annales d'hygiène publique et de médecine légale* (1829) peut être considérée comme l'acte de naissance de notre législation sanitaire : « La médecine n'a pas seulement pour objet d'étudier et de guérir les maladies, elle a des rapports intimes avec l'organisation sociale, elle aide le législateur dans la confection des lois, souvent elle éclaire le magistrat dans leur application, et toujours elle veille avec l'administration au maintien de la santé publique. »

En 1848, était fondé le Comité consultatif d'hygiène publique, qui a pris une grande extension sous l'influence de M. le professeur Brouardel, et qui est devenu pour ainsi dire le ministère de la santé publique en France.

Puis se sont créés les Conseils d'hygiène d'arrondissement et de département, les Bureaux municipaux d'hygiène qui sont en somme des préfets et sous-préfets sanitaires.

En 1876, le Congrès international d'hygiène, tenu à Bruxelles, donnait naissance au service de statistique démographique que dirige M. Bertillon et au service du Laboratoire municipal, à la tête duquel se trouve M. Ch. Girard.

Voici dans son ensemble le rouage de l'autorité sanitaire, dont la puissance n'est pas encore assez grande et dont on méconnaît trop l'importance des services qu'elle pourrait rendre, si on voulait suivre ses conseils et ses avis, comme on exécute les décrets des autorités administratives.

Dans l'état actuel, la législation sanitaire française comprend un certain nombre de lois et décrets et un grand nombre de règlements.

L'État est chargé de la police sanitaire des épidémies et des épizooties, des travaux généraux d'assainissement, de la surveillance des établissements insalubres, de la salubrité des substances alimentaires.

La loi du 13 avril 1850 confère aux conseils municipaux la surveillance des logements insalubres.

La loi du 5 avril 1884 confie le soin de la salubrité publique aux maires et aux conseils municipaux.

1° *Services d'État.* — La législation sanitaire, centralisée au point de vue de l'étude et de l'examen des questions d'hygiène et de salubrité publique par le Comité consultatif d'hygiène publique, est répartie, au point de vue de l'ordonnancement et de l'exécution, entre trois ministères :

a. Le Ministère de l'intérieur, qui réglemente l'assistance et l'hygiène publiques.

b. Le Ministère du commerce, qui s'occupe des établissements insalubres.

c. Le Ministère de l'agriculture, qui est chargé du service des épizooties.

Les principales lois que l'Etat se charge de faire respecter par lui-même sont :

La loi du 27 mars 1851 sur les fraudes des denrées alimentaires et des boissons.

Les décrets des 21 mars 1851, 31 décembre 1866, 3 mai 1886, 5 mai 1888, 13 mars 1890, 26 janvier 1892 sur les établissements insalubres.

La loi Roussel du 23 décembre 1874 sur la protection des enfants du premier âge.

La loi sur la police sanitaire maritime.

La loi du 21 juillet 1888 sur les épizooties.

La loi du 2 novembre 1892 sur l'inspection du travail et la salubrité des ateliers.

La loi du 12 juin 1893 sur l'hygiène et la sécurité des travailleurs dans les ateliers.

La loi du 27 juin 1893 sur la protection de la santé publique.

2° *Administration sanitaire départementale*. — Elle est représentée par les conseils d'hygiène et de salubrité des départements et des arrondissements, les inspecteurs de la salubrité, et les médecins des épidémies.

3° *Organisation sanitaire municipale*. — Les maires et les conseils municipaux ont des pouvoirs très étendus qui, sagement utilisés d'après les avis des bureaux d'hygiène, amélioreraient considérablement la santé publique.

Ils ont, entre autres missions, « le soin de prévenir par des précautions convenables et celui de faire cesser les accidents ou fléaux calamiteux tels que les épidémies et les épizooties » (Loi du 24 août 1790).

Les bureaux municipaux d'hygiène contribuent à répandre la prophylaxie des maladies évitables, en propageant la pratique des désinfections et des assainissements ; ainsi le bureau d'hygiène du Havre, activement dirigé par le Dr Gibert, a créé une brigade de désinfection, grâce au bon fonctionnement de laquelle la mortalité par diphtérie a baissé de moitié en cinq ans.

Les principales lois dont l'exécution est confiée à l'administration municipale sont :

L'ordonnance du 20 novembre 1848 sur les logements mis en location.

La loi du 13 avril 1850 sur les logements insalubres.

L'ordonnance du 23 novembre 1853 sur la salubrité des habitations.

Le décret du 26 mai 1852 relatif aux rues des villes.

La loi de mai 1854 sur les eaux.

La loi du 5 avril 1884 sur la salubrité publique.

La loi du 30 novembre 1892 et l'arrêté du 23 novembre 1892 sur la déclaration obligatoire des maladies épidémiques dont la liste suit : choléra, peste, fièvre jaune, variole, scarlatine, suette, diphtérie, fièvre typhoïde, typhus, dysenterie, infections puerpérales, ophtalmie.

La loi du 8 août 1894 sur l'assainissement de Paris.

Enfin, depuis le mois de juillet 1893, on a organisé, à Paris, l'établissement du casier sanitaire des maisons, sorte d'état civil et de casier judiciaire de chaque habitation, où l'on note toutes les causes d'insalubrité, toutes les épidémies qui se sont déclarées, toutes les désinfections qui ont été opérées.

Telle est en résumé la législation sanitaire française.

Elle ne s'est pas encore soumise aux modifications que l'hygiène publique a subies dans ces dernières années ; elle n'a pas suivi les progrès des autres pays dans la promulgation des lois sanitaires ; c'est une législation ancienne ; la plupart des lois remontent aux premiers essais de l'hygiène publique.

Il serait temps de ne plus rester en arrière, de profiter de l'expérience des pays voisins et d'établir une législation sanitaire conforme aux données sanitaires actuelles ; ensuite, il faudra recourir à tous les moyens pour la faire respecter et la mettre en pratique et pour cela, il sera nécessaire d'étendre l'autorité des Comités d'hygiène et principalement du Comité consultatif d'hygiène, qui ne devrait plus seulement être consultatif, mais législatif et exécutif, et d'armer de moyens légaux d'agir les différents membres de l'organisation sanitaire, car « il est actuellement permis de penser que le taux de la mortalité dans une agglomération humaine se trouve influencé par l'état de la législation sanitaire et de l'organisation administrative chargée d'appliquer cette législation » (A.-J. Martin).

II. Législation sanitaire en Belgique. — La pratique de l'hygiène publique est placée sous la direction des pouvoirs municipaux.

Si toute la Belgique n'a pas encore une organisation sanitaire complète, il existe du moins à Bruxelles un Bureau d'hygiène fort bien organisé et dirigé par M. le Dr Janssens.

Il suffit, pour en montrer le bon fonctionnement et faire comprendre les services qu'il peut rendre, d'emprunter à M. le Dr Dubois (1) le récit suivant de M. le Dr A.-J. Martin : « A huit heures et demie du matin, un médecin avait visité un malade atteint de fièvre typhoïde ; à neuf heures, le Bureau d'hygiène était informé ; aussitôt l'inspecteur divisionnaire et le commissaire de police étaient prévenus. A dix heures, le rapport de l'inspecteur était déposé au bureau d'hygiène ; à onze heures, les mesures de désinfection étaient prises ; à deux heures, les urinoirs, les lieux d'aisances, l'égout voisin étaient surveillés et les mesures d'assainissement étaient commencées. »

(1) Dubois, *Médecins hygiénistes*, thèse de Paris, 1891.

Dès qu'une maladie infectieuse est signalée dans une maison, le Bureau d'hygiène fait procéder à une enquête : pour rechercher les causes permanentes d'insalubrité de l'immeuble, ainsi que les causes qui ont pu contribuer au développement de la maladie, et indiquer les mesures de désinfection et d'assainissement à prendre. Si le propriétaire se refuse à exécuter les travaux prescrits par le bureau, l'habitation de l'immeuble peut être interdite.

« La salubrité publique pourrait être surveillée et sauvegardée aussi bien à Paris qu'à Bruxelles, puisque c'est par le fait des lois françaises de 1789 et 1790, encore en vigueur, que l'autorité communale, représentée par le bourgmestre, a reçu pleins pouvoirs pour prévenir les épidémies et garantir la santé publique. » (Janssens.)

Il est permis de croire que le jour où toutes les villes posséderont un bureau d'hygiène fonctionnant aussi rapidement et avec autant d'autorité, la prophylaxie des maladies évitables sera aussi parfaite que possible.

Les principales dispositions relatives à l'organisation de la santé publique en Belgique se trouvent consignées dans les lois dont voici l'énumération :

Lois de 1829 et de 1856 sur la police alimentaire. Articles 454 à 503 du Code pénal.

Loi du 18 juillet 1831 sur la prophylaxie des épidémies.

Loi du 1er février 1844 sur les constructions des maisons et des rues dans les villes de plus de 2000 habitants.

Lois de 1849, 1850, 1853, sur les industries dangereuses (trois classes comme en France).

Loi du 10 mai 1851 sur les mesures à prendre contre les épizooties (vétérinaires nommés par l'État).

Loi du 1er juillet 1858 sur l'assainissement des habitations et des quartiers insalubres.

Loi de février 1866 contre la peste bovine.

III. Législation sanitaire en Italie. — Les conseils d'hygiène et les bureaux municipaux d'hygiène de France ont leurs analogues en Italie dans les Condotte medice, et depuis 1891, dans les médecins provinciaux.

La loi du 20 mars 1865, qui créait un conseil supérieur de santé, et la loi sanitaire du 22 décembre 1888 sur la tutelle de la santé et de l'hygiène publiques sont les bases de la législation italienne.

IV. Législation sanitaire en Angleterre. — Les hygiénistes anglais sont d'accord avec les hygiénistes français pour reconnaître que la véritable barrière à opposer aux maladies contagieuses, c'est de rendre le terrain réfractaire, et de diminuer la vitalité des germes en assurant la salubrité publique et l'assainissement. Mais tandis que les Français font surtout de la théorie, les Anglais font de la pratique.

Le grand émoi causé en Angleterre par les ravages

du choléra de 1831 a été l'origine de deux créations desquelles est sortie toute l'organisation sanitaire actuelle : la centralisation de l'administration des pauvres et l'institution d'une statistique régulière.

Les grandes villes se donnèrent des prescriptions nouvelles en vue d'éloigner les causes d'insalubrité et bientôt le gouvernement prit la haute direction et la surveillance de ce mouvement prophylactique.

La loi de 1848 (*Public Health Act*) a créé une autorité sanitaire gouvernementale, le General Board of Health, qui avait mission de contrôler la pratique de l'hygiène.

En même temps furent institués des agents sanitaires tels que les Medical Officers of Health, les Inspectors of Nuisances, la Nuisance removal Committee.

Le Local Government Act de 1871 et le Public Health Act de 1872, en supprimant le Board of Health, établirent l'organisation sanitaire actuelle et rendirent l'hygiène publique obligatoire, sous la surveillance du Local Board of Health. La surveillance sanitaire générale du royaume est confiée au Local Government Board.

Les principales lois sanitaires anglaises sont :

1° *Exercice de la médecine et de la pharmacie.* — Medical Act 1858. — Pharmacy Act 1868.

2° *Denrées alimentaires et boissons.* — Adulteration of Food Acts 1860, 1872, 1874. — Sale of Food and Drugs Act 1875. — Licensing Act 1872.

3° *Industrie.* — De nombreux « Factory acts »; Factory extension acts 1864, 1867; — Factory and Workshops act 1870; — Factory act 1874 (*travail des femmes et des enfants*); — Workshop regulation act 1867; — Coal mines regulation act 1872; — Alkali works regulation act 1863; — Alkali nuisances prevention act 1874; — Bakehouse regulation act 1863; — Gasworks clauses act 1847, 1871; — Steam whistles act 1872; — Petroleum act 1871; — Factory and Workshops act 1872.

4° *Habitations et localités.* — Common lodging-houses acts 1851, 1853, 1860. — Labouring classes dwellingshouses acts 1851, 1866, 1867. — Artizans and labourers dwellings acts 1868, 1875. — Nuisances removales and diseases prevention acts 1848, 1849, 1860. — Nuisances removal act 1855. — Sanitary act 1866, 1868. — Towns improvement clauses actes 1847. — Waterworks clauses act 1847, 1863, et Gas and Waterworks facilities act 1870. — Cemeteries clauses act 1847. — Public Parks act 1858, 1860, 1874. — Bath and Washhouses act 1853. — Sewage utilization acts 1865, 1867. — Sanitary law amendment act 1874. — Loi du 18 août 1890 sur les habitations insalubres. — Le London Building Act 1894 sur la hauteur des maisons, limite à 24 mètres la hauteur des maisons dans les rues de plus de 15 mètres de large, à 15 mètres dans les autres ; elle exige en outre une hauteur de 2^m,56 dans les chambres.

5° *Cours d'eau.* — River pollution act. — River conservancy acts.

6° *Maladies contagieuses.* — Contagious diseases acts 1864, 1866, 1869. — Diseases prevention act 1855. — Vaccination acts 1867, 1871. — Act to repeal the several laws relating to quarantine 1825.

7° *Maladies des enfants.* — Infant life protection act 1872.

8° *Organisation sanitaire.* — Public health act 1848. Local government act 1858. — Public health act 1872. — Public health act 1875, le nouveau CODE SANITAIRE.

9° *Hygiène publique.* — Sanitary loans act 1869. — Towns police act 1848. — Markets and fairs clauses act 1847. — Merchant shipping acts 1854, 1862, 1867, 1876. — Passengers act 1855. — Naval act. — Prisons acts 1845, 1865. — Registration acts 1836, 1874. — Épizooties. Maladies du bétail 1878.

Les villes anglaises exécutent les travaux reconnus nécessaires par les hygiénistes, parce que ceux-ci peuvent appuyer leurs réclamations sur des lois que l'autorité fait exécuter.

La loi protège le public contre les gens qui ont infecté leur prochain : tout individu ayant vendu des objets (meubles ou vêtements) capables de contaminer des personnes est puni.

Les falsifications alimentaires sont rigoureusement poursuivies.

En un mot la prophylaxie hygiénique y fait partie des devoirs du citoyen (Monod).

V. **Législation sanitaire en Allemagne.** — Depuis longtemps déjà, chaque État de l'empire a son organisation sanitaire propre, mais depuis 1875 il existe en outre un Comité sanitaire central et commun, l'office sanitaire impérial allemand ; le ministre des cultes et des affaires médicales est le chef suprême de l'organisation sanitaire.

Les principales lois sanitaires allemandes sont :

Loi du 21 juillet 1869, primitivement exécutive dans la confédération de l'Allemagne du Nord, aujourd'hui en vigueur dans tout l'empire : sur les professions de médecin, de pharmacien, de sage-femme, la vente des poisons et substances vénéneuses, la création des établissements industriels, le travail des enfants dans les manufactures.

Lois du 6 juin 1870 et 8 mars 1871, sur l'assistance des pauvres (créant des unions communales et territoriales d'assistance).

Loi du 25 mars 1872, sur le commerce des médicaments et de la droguerie.

Loi du 8 avril 1874, sur la vaccination.

Code pénal impérial : § 324, contre la souillure et l'empoisonnement des puits ou réservoirs d'eau de boisson ; — § 367, peines prévues pour les cas de recel ou de vente d'aliments ou de boissons falsifiés ou corrompus, de viandes trichinées; — § 366, peines portées contre quiconque contreviendra aux ordonnances de police concernant la sûreté, la commodité, la propreté et la tranquillité des voies publiques, rues et places; — § 327, peines contre quiconque enfreint les prescriptions de police relatives à la propagation des maladies contagieuses.

Loi du 14 mai 1879 sur le trafic des denrées alimentaires, condiments et objets usuels.

Lois du 7 septembre 1869, du 25 février 1876, et instruction du 9 juin 1873, sur les mesures à prendre contre la peste bovine.

VI. Législation sanitaire en Autriche. — La législation sanitaire autrichienne ne date que de 1870 (loi du 30 avril 1870).

L'administration sanitaire et l'administration politique ne font qu'un. Seulement à chaque degré de la hiérarchie, l'administrateur politique est assisté d'un conseil et d'un ou plusieurs agents médicaux.

Le ministre directeur chef de la salubrité publique est assisté d'un conseil supérieur de santé, qui n'a qu'un rôle consultatif.

VII. Législation sanitaire en Suisse. — Le gouvernement fédéral a établi par la loi du 29 mai 1874 les principes de la législation sanitaire et s'est réservé le contrôle suprême, laissant chaque canton libre de s'administrer comme il lui convient. Chaque canton a son comité de santé.

VIII. **Législation sanitaire en Suède.** — Dès 1874, la Suède avait un code sanitaire; mais les mœurs et l'initiative individuelle avaient devancé la législation et avaient ainsi abaissé la mortalité à 17 p. 100.

IX. **Législation sanitaire aux États-Unis.** — L'esprit d'initiative a créé l'Association of public Health, qui, sans avoir d'autorité effective sur les administrations locales, a néanmoins sur elles une puissante influence.

En outre il existe dans les États des conseils d'hygiène (State Board of Health) qui sont chargés de l'éloignement des nuisances, de la propreté des villes, de la surveillance des égouts, de la prophylaxie générale.

Depuis 1879, il existe un conseil national de santé (National Board of Health) qui possède la direction suprême des services sanitaires.

La ville de New-York vient de décider la création d'un corps d'inspecteurs médicaux des écoles publiques et privées, dans le but de prévenir et de diminuer les cas d'affections contagieuses.

Chaque enfant devra être examiné chaque jour; en cas d'absence pour maladie, la nature de la maladie devra être recherchée et précisée.

Les honoraires de ces inspecteurs sont de 300 dollars (1 500 francs) par an. Un crédit est ouvert pour

150 places. Ces places sont données au concours. Les femmes sont admises à concourir.

X. **Législation internationale.** — Si complète que soit la législation de chaque ville, de chaque État, elle est insuffisante. De même qu'une prophylaxie rigoureuse, pratiquée par un individu en particulier, est impuissante à le protéger des maladies évitables, parce qu'il est exposé aux contagions que tolèrent ses voisins, de même une législation sanitaire bien appliquée dans un pays est incomplète, tant que les nations voisines négligent l'application des mêmes mesures sanitaires.

La question sanitaire ne doit donc pas seulement être une question sociale nationale, c'est une question sociale internationale, et la législation sanitaire doit être internationale.

Toutes les nations doivent s'entendre pour protéger la santé publique générale; et, après avoir réuni sous une autorité unique les différents services sanitaires nationaux, soumettre chacune de ces directions sanitaires nationales à une commission sanitaire internationale, comme M. le Professeur Proust en a émis le vœu. Cette commission aurait la direction de la santé publique dans tous les pays, prescrirait les mesures prophylactiques générales, tout en laissant une certaine liberté à chaque pays pour adapter ces mesures aux mœurs et aux usages de la nation, et veillerait à l'exécution de ses prescriptions. L'ensemble des mesures ordonnées par ce conseil de santé international formerait le code sanitaire international.

En somme c'est là ce qui se passe en petit en Allemagne, aux États-Unis : chaque État a son organisation sanitaire, soumise à l'autorité d'un conseil supérieur de santé, régissant la salubrité publique générale de tous les États ; il n'y aurait qu'à généraliser cette mesure.

Les conférences de Paris en 1851-1859, de Constantinople en 1866, de Vienne en 1874, de Washington en 1881, de Rome, en 1885, étudiant, d'ailleurs sans résultat d'entente internationale, la prophylaxie du choléra, de la fièvre jaune, des épidémies asiatiques, contribuèrent à donner l'élan et prouvèrent par les discussions qui y furent soulevées qu'une direction internationale était nécessaire.

La conférence de Venise en 1892 établit une surveillance sanitaire à Suez et y créa un établissement de désinfection ; cette conférence donna lieu à une convention qui fut le premier règlement sanitaire international.

La conférence de Dresde en 1893 et celle de Paris en 1894 confirmèrent les principes de la convention de Venise et les appliquèrent. La convention de Dresde, renouvelable tous les cinq ans, établit les mesures sanitaires internationales propres à protéger l'Europe du choléra.

La conférence de Venise en 1897 a eu pour but l'étude de la prophylaxie de la peste.

D'ailleurs cette entente internationale pour la protection de la santé publique ne serait pas la première Union internationale destinée à régler des intérêts communs aux différentes nations.

L'Union monétaire, l'Union générale des postes, l'Union internationale des poids et mesures, l'Union pour la protection internationale de la propriété industrielle, l'Union internationale pour la protection des œuvres littéraires et artistiques, sont, dans un autre ordre d'idées, il est vrai, des exemples d'associations internationales. Depuis 1878, il existe une Association internationale pour l'eau potable, fondée sur la proposition de M. J.-G. Jager, d'Amsterdam, et destinée à éveiller en chaque État la sollicitude des pouvoirs publics sur la qualité de l'eau potable destinée aux habitants.

Parmi ces diverses Unions, il semble que l'Association sanitaire internationale pourrait tenir une place utile, et si les accords internationaux pour les monnaies, les postes, etc..., rendent des services, il est permis d'espérer que l'entente internationale pour la protection de la santé publique ne tarderait pas à prendre une grande importance et à bouleverser les statistiques de morbidité et de mortalité.

CONCLUSIONS

L'HYGIÈNE BIEN APPLIQUÉE PERMET D'ÉVITER LES MALADIES MICROBIENNES. — L'HOMME A LA SANTÉ QU'IL SE FAIT.

L'homme n'est donc pas fatalement obligé de subir toutes les contagions qui le guettent. En dehors de toute thérapeutique curative, il a à sa disposition un certain nombre de procédés prophylactiques qui lui permettent de protéger son organisme contre l'envahissement des microorganismes.

Pour qu'une maladie microbienne se développe, il faut un terrain et un germe ; c'est à ces deux éléments de la contagion que s'adresse la prophylaxie des maladies évitables :

1° *Il faut rendre le terrain humain stérile pour la culture des agents morbigènes*, en fortifiant l'organisme, en le maintenant dans un fonctionnement régulier, en assurant à toutes les cellules une vitalité normale.

« Si tu veux la paix, prépare la guerre, » dit un vieux proverbe latin ; de même on pourrait dire : « Si tu veux la santé, prépare la lutte contre les bacilles. » L'organisme doit être en état de perpétuelle défense, car dès qu'il faiblit, le bacille triomphe. De là en outre la nécessité, en temps d'épidémie, de rendre l'alimentation plus tonique pour augmenter le taux de la vitalité.

2° *Il faut combattre le germe ;* il n'est pas nécessaire de le tuer, il suffit de le rendre impuissant et incapable de se développer; l'assainissement de l'air et du sol, l'usage d'une eau potable organiquement et microorganiquement, la surveillance des aliments, tant au point de vue des falsifications que des contaminations, permettront d'obtenir ce résultat.

Toutefois la prophylaxie du terrain seule, comme la prophylaxie du germe seule, resteront inefficaces ; il faut les pratiquer l'une et l'autre à la fois. « L'incendie n'est pas proportionné à l'étincelle qui lui a donné naissance, mais à la combustibilité et à l'agglomération de matières qu'elle rencontre. » La combustibilité et l'agglomération de matières sont en raison de l'état du terrain et des milieux ambiants. Si le terrain est mauvais, si l'air est vicié, si l'eau est contaminée, le germe, trouvant autour de lui toutes les circonstances favorables à son développement, sera très redoutable; si au contraire le terrain est bon, l'air sain, l'eau pure, le germe, réduit à ses propres forces, rencontrant de tous côtés des obstacles à son action, ne pourra rien, il sera inoffensif. Aussi, comme l'a dit M. le Professeur Brouardel, « les cités qui seront pourvues d'eau pure, qui auront des maisons propres et dont les déjections seront enlevées sans contact possible avec l'air et l'eau, n'auront rien à redouter des épidémies, elles seront de roc, et les germes morbides mourront sur leur sol. On pourra mesurer le degré de civilisation d'un peuple au nombre de décès causés par la fièvre typhoïde, la variole, la tuberculose, en un mot par les maladies évitables. »

Enfin, en finissant cette étude sur les maladies évitables, il est nécessaire de constater le rôle prépondérant que prend l'hygiène dans les sociétés actuelles, puisque c'est grâce à l'hygiène, hygiène du terrain, hygiène des milieux, que nous avons l'espoir d'échapper aux maladies dites évitables.

L'hygiène est une science d'hier, car elle n'a véritablement pris place parmi les sciences médicales que depuis quelques années. Il y a trente ans, c'était une science accessoire de la médecine, les chaires d'hygiène ne possédaient en province aucun titulaire. Les temps sont changés : non seulement les chaires d'hygiène ont des titulaires, mais tous les médecins actuels ne doivent plus être seulement des pathologistes et des thérapeutes, luttant contre des symptômes, ils doivent être en outre des hygiénistes, prévenant l'apparition des symptômes.

Actuellement le médecin civil n'est encore appelé d'ordinaire que par un client déjà malade ; il est un peu tard pour faire de la médecine préventive. Le médecin militaire au contraire, tout en soignant lui aussi des malades, s'occupe surtout de rechercher, de supprimer les influences nocives qui peuvent déterminer une maladie : il fait de la prophylaxie (Vallin). Ce qui est le principal but du médecin militaire deviendra bientôt aussi la première visée du médecin civil, car la médecine préventive est la médecine de l'avenir.

La diffusion de l'hygiène a puissamment contribué à diminuer les ravages des maladies ; sous l'heureuse influence de cette diffusion, on a vu partout se répandre la conviction de l'utilité de l'hygiène ; on devient plus confiant dans l'emploi de ses moyens. Pour ne pas devenir malade, on commence à consulter l'hygiène et à la respecter ; on comprend l'utilité des médecins hygiénistes. L'ère des consultations d'hygiène viendra ; le public s'habituera à venir consulter non seulement pour la maladie présente, mais en vue de la maladie à venir.

Lorsque l'hygiène se sera encore développée davantage, lorsqu'elle aura pénétré dans tous les pays et dans toutes les classes de la société, lorsque tous ses principes seront érigés en lois internationales, la santé sera le propre de l'homme.

Il est évident qu'il ne faut pas donner à l'hygiène des qualités qu'elle n'a pas ; jamais elle n'empêchera l'homme de mourir, mais elle peut du moins lui donner les moyens de prolonger la durée de sa vie et de combattre ainsi dans une certaine mesure la dépopulation.

L'extension des mesures sanitaires, de la prophylaxie par la désinfection et l'isolement élargira de plus en plus le cercle des maladies évitables; les hygiénistes indiqueront toujours de nouvelles précautions, plus efficaces que celles prises auparavant, les législateurs les érigeront en lois et les agents sanitaires les feront exécuter; ainsi sera protégée la santé générale en assurant la santé de chacun en particulier; en un mot, l'homme aura la santé qu'il se fera, car actuellement, comme l'a dit Broussais, « l'homme ne meurt pas, il se tue ».

BIBLIOGRAPHIE

ALLIX, Eau potable et fièvre, *thèse Paris*, 1886-1887.

ANDRIEUX, La Législation sanitaire, *thèse Paris*, 1891-92.

Annales d'hygiène publique et de médecine légale, publiées sous la direction de M. le Professeur Brouardel, 1829-1897.

ARLOING, *Congrès pour l'étude de la tuberculose*, 1888-1891.

— Leçons sur la tuberculose, Paris, 1892.

ARNOULD, Nouveaux éléments d'hygiène, 1895, 5e édition.

— Désinfection publique, 1894.

— Stérilisation alimentaire, 1895.

ARRAGON, La Fièvre jaune, *thèse Paris*, 1887-1888.

ARTAUD, Étiologie de la fièvre typhoïde, son bacille; *thèse Paris*, 1884-1885.

ATGIER, Les Eaux potables, *thèse Paris*, 1876.

AUBERT, Étiologie et prophylaxie de la scrofule dans la première enfance, 1886.

BAIVY, La Tuberculose, sa prophylaxie, 1890.

— Traitement préventif de la tuberculose pulmonaire, 1894.

— La Diphtérie en Belgique, sa prophylaxie, 1892.

BARTH, Thérapeutique de la tuberculose, 1896.

BAUMGARTEN, Zur Contagiosität der Tuberculose. *Centralblatt*, 1881.

BÉCLÈRE, Contagion de la rougeole, *thèse Paris*, 1881-1882.

BEDOIN, Précis d'hygiène publique, 1891.

— Prophylaxie des maladies transmissibles, *Journal de médecine*, 1895.

Bitterlin, Étiologie de la tuberculose chez les enfants, *thèse Paris*, 1890-1891.

Bouchard, Traité de pathologie générale, 1895.

— Leçons sur la thérapeutique des maladies infectieuses, 1889.

— Leçons sur les maladies par ralentissement de la nutrition, 1890.

— Les microbes pathogènes, 1890.

Bouloumié, Utilité des crachoirs au point de vue de la prophylaxie de la tuberculose, *France médicale*, 1896.

Braud, Recherches sur l'air confiné, *Annales d'hygiène*, 1880.

Brémond, Précis d'hygiène industrielle, 1893.

Brien, Régime de l'assainissement de Paris, consacré par la loi du 10 juillet 1894, *thèse Paris*, 1895.

Brouardel, Les Maladies évitables, *Acad. de méd.*, 11 nov. 1890, et *Annales d'hygiène*, 1891, tome XXV, p. 43.

Brouardel et Gilbert, Traité de médecine et de thérapeutique, 1895-1897.

Brouardel et Thoinot, La Fièvre typhoïde, 1895.

Brugère, La Fièvre typhoïde, ses conditions de propagation, *thèse Paris*, 1879.

Burlureaux, La Pratique de l'antisepsie dans les maladies contagieuses et en particulier dans la tuberculose, 1892.

Casset, Causes générales de la mortalité, *thèse Paris*, 1876.

Chantemesse, article Fièvre typhoïde du *Traité de médecine* de Charcot et Bouchard.

— Le sol, l'eau et l'air, agents de transmission des maladies infectieuses, article du *Traité de pathologie générale*, de Bouchard.

Charcot et Bouchard, Traité de médecine, 1892-1894.

Charrin, Poisons de l'organisme, 1893-1895.

— Leçons de pathogénie appliquée, 1897.

Chauveau, Tuberculose expérimentale produite par l'ingestion de matière tuberculeuse, *Gazette médicale de Lyon*, 1868.

— Contagion de la tuberculose, *Revue scientifique*, 1874.

Colin (Léon), Traité des maladies épidémiques, 1879.

Combe, Transmission de la tuberculose par le lait, *thèse Paris*, 1888.

Comité consultatif d'hygiène publique de France (Recueil des travaux du), 1872-1895.

Congrès pour l'étude de la tuberculose (Comptes rendus du), 1888-1893.

Conte, Police sanitaire des animaux domestiques, 1895.

Coreil, L'Eau potable, 1896.

Cornille, Contagiosité de la tuberculose, *thèse Paris*, 1881-1882.

Damaschino, Étiologie de la tuberculose, *thèse d'agrégation Paris*, 1872.

Daremberg, Étude clinique et expérimentale de la tuberculose, 1887.

Debierre, Les Maladies infectieuses, 1888.

Debove, Leçons sur la phtisie, *Progrès médical*, 1883.

Destrey, Traitement hygiénique de la phtisie, *thèse Paris*, 1888-1889.

Dewévre, Tuberculose, *thèse Paris*, 1882-1883.

Dubois, Éducation professionnelle des médecins hygiénistes, *thèse Paris*, 1890-1891.

Dujardin-Beaumetz, Hygiène thérapeutique, 1888.

— Hygiène alimentaire, 1889.

— Hygiène prophylactique, 1889.

Dupouy d'Auch, Diminution des maladies infectieuses, *Quinzaine médicale*, 1896.

Fournès, La Tuberculine, *Journal d'hygiène*, 1896.

Galtier-Boissière, Des moyens de se préserver de toutes les maladies épidémiques, contagieuses, ou parasitaires, 1886.

Giovanni (de), Malaria, *thèse Paris*, 1875.

Goubert, Prédisposition morbide dans l'enfance, *thèse Paris*, 1890-1891.

Grancher, A propos d'une étude sur les virus en 1826, *Bulletin médical*, 1895.

— Article Scrofule, *Dictionnaire encyclopédique des sciences médicales*.

GRÉHANT, Les Poisons de l'air, 1890.

GRIESINGER et VALLIN, Traité des maladies infectieuses, 1877.

GUINOCHET, Les Eaux d'alimentation, 1894.

HALLOPEAU, Traité élémentaire de pathologie générale, 1893, 4e édition.

HAMEAU, Étude sur les virus, 1826-1895.

HANOT, article PHTISIE, *Dictionnaire Jaccoud*, 1879.

JACCOUD, Nouveau Dictionnaire de médecine et de chirurgie pratiques.

JOBERT, Parasitisme microbien, *thèse Paris*, 1885-1886.

KOCH, Die Etiologie der Tuberculose, *Berl. klin. Gesundheit.*, 1883.

LACASSAGNE, Précis d'hygiène privée et sociale, 4e édition, 1894.

LALLEMENT, L'Hérédité et la contagion dans la tuberculose, *thèse Paris*, 1891-1892.

LANDOUZY, Pourquoi et comment on devient tuberculeux, *Progrès médical*, 1884.

LANGLET, Rapport à la Chambre des députés sur un projet de loi sur la protection de la santé publique, *Annales d'hygiène*, 1883.

LANGLOIS, Précis d'hygiène publique et privée, 1895.

LASSIME, Propagation de la fièvre typhoïde par l'air, *thèse Paris*, 1889-90.

LAURENT, Typhus exanthématique et moyens prophylactiques à lui opposer, 1893.

LAVERAN Nature parasitaire des accidents de l'impaludisme. Paris, 1881.

— Paludisme, 1892.

— Article PALUDISME du *Traité de médecine* de Brouardel et Gilbert.

LAYET, Hygiène des professions et des industries, 1876.

LEGRAND, Prophylaxie sanitaire moderne du choléra, *thèse Paris*, 1889-90.

LEMARINIER, Transmission de la variole, *thèse Paris*, 1887-88.

LEVY (Michel), Traité d'hygiène publique et privée, 1879.

Loez, Étiologie du choléra, 1885.
Martin (A.-J.), Épidémies et maladies transmissibles dans leurs rapports avec les lois et règlements.
— Étude sur l'Administration civile sanitaire à l'Étranger et en France, 1883.
Masson, Maladies infectieuses, 1888.
Modelski, Modes de transmission de la fièvre typhoïde, 1887.
Monin, Maladies épidémiques.
Monod, L'Administration de l'hygiène publique en France, 1884.
Morache, Traité d'hygiène militaire, 1886, 2e édit.
Musgrave-Clay, Étude sur la contagion de la phtisie pulmonaire, *thèse Paris*, 1879.
Napias, Manuel d'hygiène industrielle, 1882.
Napias et Martin (A.-J.), L'Étude et les progrès de l'hygiène en France, 1883.
Netter, Article Typhus du *Traité de médecine* de Brouardel et Gilbert.
Nocard, Les Tuberculoses animales, 1894.
Pidget, La Question sanitaire dans ses rapports avec les droits et les intérêts des individus et de la société.
Proust, Traité d'hygiène, 1881.
— Essai sur l'hygiène internationale, 1873.
— L'Orientation nouvelle de la politique sanitaire, 1896.
— La défense de l'Europe contre la peste 1897.
Revue d'hygiène et de police sanitaire, 1879-1896.
Revue de la tuberculose, 1893-1896.
Richard, Précis d'hygiène appliquée, 1891.
Richardin, Milieu nosocomial, *thèse Paris*, 1875.
Rochard, Traité d'hygiène, 1888.
— *Encyclopédie d'hygiène*, 1886-1897.
Sabatié, Contagion de la diphtérie, 1878.
Salles, Prophylaxie des tuberculoses héréditaires, 1891.
Seguin, Étiologie de l'ophtalmie des nouveau-nés, 1892.
Société de médecine publique et d'hygiène professionnelle (*Bulletins de la*).

STRAUS, La Tuberculose et son bacille, 1896.

— Article TUBERCULOSE du *Traité de médecine* de Brouardel et Gilbert.

THÉVARD, Influence des transformations agricoles de la Sologne sur la diminution des fièvres intermittentes et l'amélioration de la race, 1887.

THOINOT, Typhus, *Annales d'hygiène*, 1891 et 1893.

— Le Choléra de 1894 et les eaux potables, *Annales d'hygiène* 1895.

— Article CHOLÉRA du *Traité de médecine* de Brouardel et Gilbert.

THOINOT et MASSELIN, Précis de microbie, 1896.

TOUSSAINT, Contagion de la tuberculose, *Comptes rendus de l'Académie des sciences*, 1881.

— Transmission de la tuberculose, *Comptes rendus de l'Académie des sciences*, 1881.

TROUESSART, Thérapeutique antiseptique, 1895.

VACHER, Étude démographique et médicale sur le ralentissement de la population, 1890.

VERCHÈRE, Portes d'entrée de la tuberculose, 1884.

VERNEUIL, Parasitisme microbien latent, *Bulletin de l'Académie de médecine*.

VILLARD, Prophylaxie du choléra, 1862.

VILLEMIN, Cause et nature de la tuberculose, *Bulletin de l'Académie de médecine*, 1865.

— Études sur la Tuberculose, 1868.

— Prophylaxie de la tuberculose, *Union médicale*, 1868.

— Propagation de la phtisie, *Gazette hebdomadaire*, 1869.

YVERT, Applications de la théorie des germes à la médecine et à l'hygiène, Saumur, 1895.

TABLE DES MATIÈRES

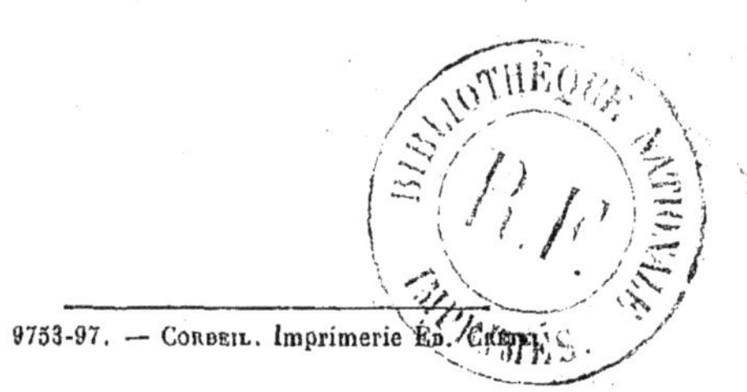

9753-97. — CORBEIL. Imprimerie ÉD. CRÉTÉ.